100年
ヘルスケア
バイブルⅡ

Community-care Design Bible

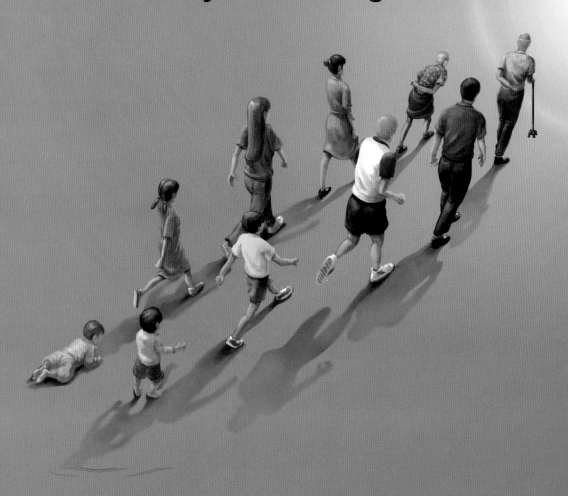

セルフケア・デザイン全体MAP
（健康マスター版の全体構成）

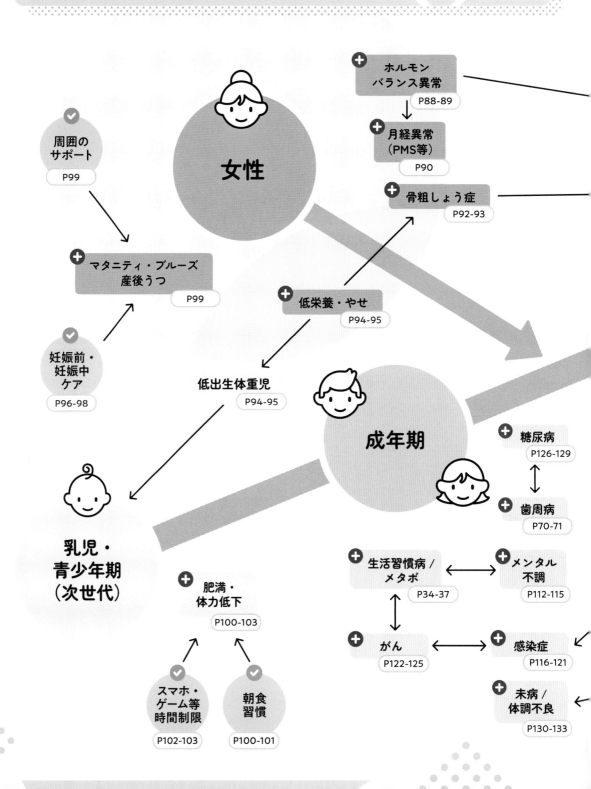

女性

周囲のサポート
P99

ホルモンバランス異常
P88-89

月経異常（PMS等）
P90

骨粗しょう症
P92-93

マタニティ・ブルーズ 産後うつ
P99

妊娠前・妊娠中ケア
P96-98

低栄養・やせ
P94-95

低出生体重児
P94-95

成年期

糖尿病
P126-129

歯周病
P70-71

乳児・青少年期（次世代）

肥満・体力低下
P100-103

生活習慣病／メタボ
P34-37

メンタル不調
P112-115

がん
P122-125

感染症
P116-121

未病／体調不良
P130-133

スマホ・ゲーム等時間制限
P102-103

朝食習慣
P100-101

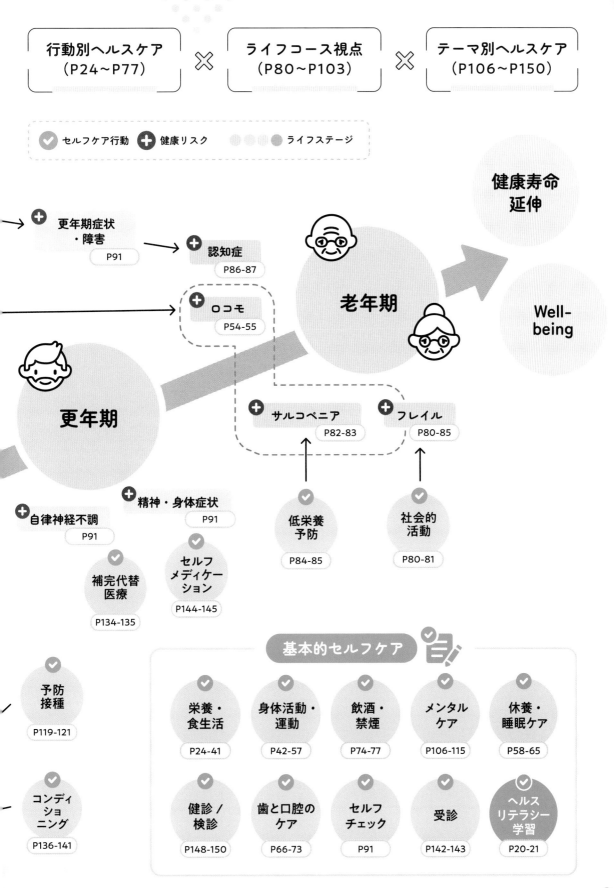

行動別ヘルスケア
（P24〜P77）

×

ライフコース視点
（P80〜P103）

×

テーマ別ヘルスケア
（P106〜P150）

セルフケア行動　健康リスク　ライフステージ

更年期症状
・障害
P91

認知症
P86-87

ロコモ
P54-55

健康寿命
延伸

老年期

Well-being

更年期

サルコペニア
P82-83

フレイル
P80-85

自律神経不調
P91

精神・身体症状
P91

低栄養
予防
P84-85

社会的
活動
P80-81

補完代替
医療
P134-135

セルフ
メディケー
ション
P144-145

基本的セルフケア

予防
接種
P119-121

栄養・
食生活
P24-41

身体活動・
運動
P42-57

飲酒・
禁煙
P74-77

メンタル
ケア
P106-115

休養・
睡眠ケア
P58-65

コンディ
ショ
ニング
P136-141

健診/
検診
P148-150

歯と口腔の
ケア
P66-73

セルフ
チェック
P91

受診
P142-143

ヘルス
リテラシー
学習
P20-21

人生100年時代
あのひとが語る健康

「人生150年」を目指して体力づくり！

　健康リテラシーは、「その人の人生をその人らしく生きるための権利」だと思っています。

　10代の頃は生理痛がひどく、日本では婦人科を受診してもあまり解決につながりませんでした。ところがイギリス留学中に受診したら、半年分のピルを無料で処方され、症状が劇的に軽減したのです。ピルの存在を知らなかったことがショックでした。

　「女性は男性の２倍アルツハイマーになる確率が高い」という研究結果があります。更年期症状の適切な治療をせず、女性ホルモンが急激に減少することで脳に与えるダメージが原因の一つということですが、これもリテラシー不足の結果です。

　また男性の更年期症状も、メンタルヘルスと誤解されがちですが、泌尿器科で検査してもらえることは、あまり知られていません。

　今は寿命が延びる研究の過渡期なので、150年は生きたいと思っています。そう考えると、38歳のいまの私は新しい時代の20代なのでは？　150年生きられるように、ジムに通ったり柔術を学んだりして体力づくりを頑張っています。

アーティスト／東京芸術大学准教授　スプツニ子！　さん

「笑い」が持つ健康効果、皆さんと共に
心豊かな健康生活を楽しんでます！

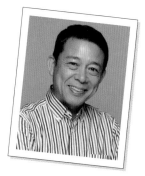

　長年、下北沢小劇場で仲間達と舞台をやってます。最近では、がん患者会より団体で観劇に来られるので「あれっ？」と思ったら、「"笑い"は自然治癒力アップになるんですよ」と。嬉しいですねぇ。

　年を重ねてセリフを間違えないように、やっている本人は一生懸命なんですが、客席から爆笑やクスクス、ゲラゲラが聞こえると元気の源になります。コロナ以後は舞台動画を配信しているので、全国で「笑い」が増えるといいですね。

　酒は一滴も飲まないのに血糖値が高くなり、かかりつけ医から「遺伝ですね」と言われました。父が糖尿病で他界しており若い頃から「いつか来るな」と覚悟していたので、日頃から食生活、運動（散歩や自転車）、心の健康（休日にバイク旅）と健康管理を実践しています。

　いつまでも「笑い」がお届けできるよう頑張ります。

俳優／健康マスター名誉リーダー　山口 良一　さん

人生100年、わたしにとっての健康とは？

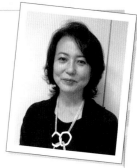

　私が健康の大事さを痛感したのは、最愛の母の病気であるCOPD（慢性閉塞性肺疾患）の闘病生活20年と向き合った看病の経験からでした。私が子役を始めた頃の50年前の撮影所といえば、建物は今では禁止されているアスベストで作られていて、大人たちはみんなあちこちでタバコを吸っていました。そんな劣悪な環境の中で、私は持病の喘息を抱えながら仕事をしていました。

　今では環境的にもかなり改善され医療も進み、人生100年時代と言われる時代になりました。

　健康情報も溢れる中、私自身の健康寿命を伸ばす為にも、健康リテラシーの大切さを日々実感しています。来年還暦を迎えるにあたり、さらに世の中の健康リテラシー向上に努めて参りたいと願っています。

俳優／健康マスター名誉リーダー　杉田 かおる　さん

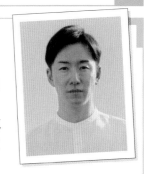

今も未来も楽しい人生を送るべく
日々の積み重ねを大事にしたい！

　今年2023年はワールドカップもあり、多忙な日々が続いています。

　そんな時だからこそ、運動を欠かさずに続けること、体に良いものを食べること。そして、最近は睡眠も意識しています。

　ついつい無理をすると、今は良くても将来どこかで支障をきたすのではないかと思っています。何かあってからではなくて、何かが起こらないようにできるだけの準備をしておく。あとは、自分だけではなくて、仲間と共に活動していくとより楽しいし、続けられる。

　自分らしい人生を送り続けられますように、最後まで楽しく生きられるように。そのことを念頭に日々を楽しんでいます。今も未来も楽しい人生を送るべく日々の積み重ねを大事にしたいですね！

元ラグビー日本代表／株式会社HiRAKU代表　廣瀬 俊朗　さん

自分のいまを支えるコンディションづくり

　現役時代は、ケガに向き合った時間が長かったこともあり、「自分の体を知る」ことに注力しました。毎朝、トレーニングルームで自分の体をチェックして、今、どこが疲れているか、ケガにつながる予兆があるか、自分の体の異変に気づき、早く対処することを心がけていました。日々同じルーティンで過ごすことで、自分の変化に気づきやすくなります。

　いまは、コンディションを整え免疫力を上げるため、質・量ともによい睡眠をとり、疲れを翌日に持ち越さないように気をつけています。食事で補いにくい栄養素は、サプリメント活用で効率的に補給しています。

　引退後は、どんなに忙しくても週3～4回はトレーニングジムに通うことをスケジュールに組み込み、運動量を減らさないように注意して、コンディションを整えるようにしています。

元プロ野球選手　株式会社斎藤佑樹代表取締役　斎藤 佑樹　さん

100年ヘルスケアバイブル Ⅱ 目次

本書を読み解く基本的視点

"Beyond the text"
〜みんなのウェルビーイング・ライフ実現を支援する
「コミュニティケア・デザイン啓発書」

　この本を手に取ってくださっているあなたは、ご自身の健康、そして周りの方々や職場の社員、地域の住民のみなさんの健康づくりに関心をもち、その具体的な業務、職務を背負っている方が多いと思います。本書は、一面的には日本健康マスター検定「健検」の公式テキストですが、全体としてはその域を超え、職域、地域、学域における健康管理、健康経営、ヘルスケア事業・ビジネスなどに関わっているみなさんが、今後の人生100年時代を見据え、対象層のヘルスケアやウェルビーイング（健康マスター版P10参照）。向上を支援、サポートしていくための知識・各種関連ノウハウを体系化した「コミュニティ（対集団）ケア・デザイン啓発書」として制作しました。

　多くの調査で、日本人は健康関心層2〜3割、健康無関心層2〜3割、その他半数程度が健康ほどほど関心層、という結果が出ており、2020年から発生したコロナ禍で慢性疾患予防や免疫強化への関心が広く高まってはきましたが、まだその拡がりは限定的で、健康意識、行動の変化は十分には起きていないように思われます。本書は、こうした現状に問題意識をもつみなさんに大いに活用していただきたいと願っております。

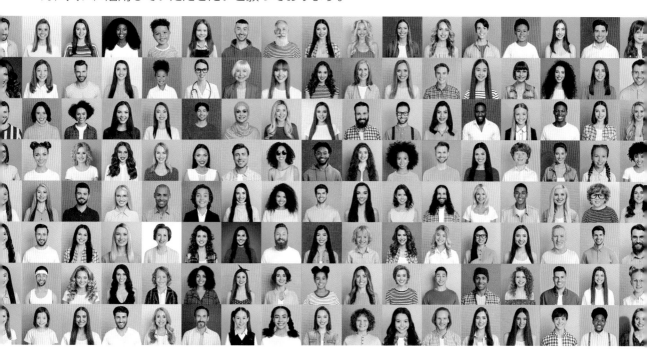

ベースとなる政府の健康増進基本計画「健康日本21・第三次」

　これまで国は、2000年より国民健康づくり運動として「健康日本21」(第一次、第二次) を展開してきましたが、近年、主に一次予防 (生活習慣を改善して健康を増進し、生活習慣病発症を予防すること) に関連する指標が悪化しています。そのため、2024年度から2035年度までの「21世紀における第五次国民健康づくり運動 (健康日本21 (第三次)) 」を、官民をあげて推進することが決まりました (詳細はP14参照) 。この計画の基本コンセプトは、「国民が健康づくりに主体的に取り組める社会を目指す」ということです。本書は、この運動計画をベースにおきながら、前述の目的に照らし、背景となる法律・政策や、はたらくひとの健康関連諸制度、健康経営、ヘルスリテラシー、ヘルスプロモーション&コミュニケーション、ヘルスケア産業・ビジネスなどの知識、取組ノウハウなどを広範にカバーしています。

ヘルスケアを、マクロ/ミクロでおさえる

　本書は、「1. ヘルスケアリーダーとして知っておきたい現在の制度・政策」、「2. ヘルスケアリーダーが実務に活かせる知識・ノウハウ」という大きく2つのパートで構成されています。あなたが担うべき健康づくりに関係する職務、ミッションを更に前に進めるには、健康という機微なイシューに関わる以上、健康を取り巻く基本的な制度や政策を学んでおく必要があり、それによって俯瞰的、中長期的、構造的にヘルスケアを捉えることができます。また一方で、人々の健康づくりやヘルスケア・ビジネス等で具体的な成果を出していくには、実務に関わるヘルスケア関連の、特に"ひとを動かす"ための基本的知識・ノウハウを押さえておくことも重要です。ヘルスケアに関する制度・政策も、そして"ひとを動かす"ための知識・ノウハウもさまざまに絡み合っており、これらマクロ、ミクロ両面を学ぶことで、あなたがターゲットとする各人、各層のヘルスケア意識の変革、行動変容につなげていける可能性が高まります。健康に向けてひとを動かすことができれば、ヘルスケア市場、ヘルスケア・ビジネスも確実に拡がるはずです。

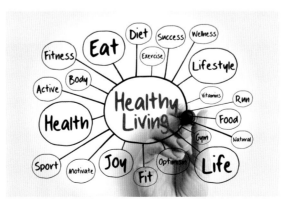

ヘルスケアを生業にするみなさんに向けて

既にあなたが感じているかもしれませんが、健康づくりは難題です。行動経済学、行動心理学的に見て、ひとにはさまざまな心理的バイアス（偏り）があるため、あなたの対象者・集団のモチベーションに火をつけ、健康意識を変え行動を促し、それを習慣化させることには、一定のハードルがあります。またさらに国民皆保険制度が整備されているわが国では、どこか病院頼り、医師頼り意識が一般的で、セルフケア・マインドが十分には醸成されていない現実があります。また本来その健康行動の根底にあるヘルスリテラシーも、世界的に見て日本は低い状況にあるという研究結果もあります。

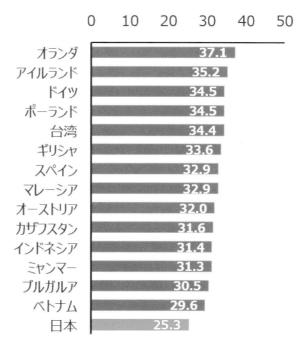

国・地域別のヘルスリテラシーの平均点

（東京都医師会資料より）

しかしながら、自分の健康は自分でその維持・改善方法を選び、決める時代になりつつあります。来るべき本格的な人生100年時代において、いきいきとしたウェルビーイング（Well-being）な人生を送るためにも、すべての健康づくりのベースとなるヘルスリテラシーを高めることが、ますます重要になります。健康を生業にするあなたが、ご自身のヘルスリテラシーを常に磨きつつ、他者や職域、地域のヘルスリテラシーを高めながら、健康意識、行動を効果的に促し、健康に対する価値観をいま以上に高め、やがてそれが企業や地域などでの健康文化を育むような構造、仕組みを企画・プロデュースすること、それがまさに、本書のコンセプトである「コミュニティケア・デザイン」の意味するところです。この本を参考に、あなた自身が取り組むべき実りあるヘルスケア、ウェルビーイングの道筋を大いに想像、そして創造していかれることを期待してやみません。

第**1**章

ヘルスケア
リーダーとして
知っておきたい
現在の
制度・政策

Section
1-1

社会のベースとなる健康施策・制度

「健康日本 21」＝国民が健康づくりに主体的に取り組める社会を目指して

2000 年、厚生労働省は、国民が主体的に取り組める国民健康づくり対策として「21 世紀における国民健康づくり運動（健康日本 21）」を開始しました。健康日本 21 では、生活習慣病やその原因となる生活習慣の改善などに関する課題についてさまざまな目標を設定しました。その後、2013 年からは健康増進法にもとづく「健康日本 21（第二次）」を実施、さらにこれまでの課題を踏まえ、2024 年度から 2035 年度まで「健康日本 21（第三次）」が実施されます。

「健康日本 21（第三次）」のビジョン＆コンセプト

「健康日本 21（第三次）」では、「これまでの成果」「課題」「予想される社会変化」を総合的に踏まえ、**「全ての国民が健やかで心豊かに生活できる持続可能な社会の実現」** をビジョンに掲げ、そのために、①**誰一人取り残さない健康づくりの展開（Inclusion）** と、②**より実効性をもつ取組の推進（Implementation）** を通じ、国民の健康づくりを総合的に推進するための基本的な数値目標を示していくことにしています。

● 「健康日本 21（第三次）」のビジョン

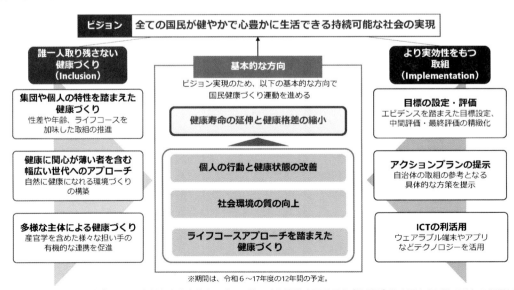

※期間は、令和 6 ～17 年度の12年間の予定。

◎厚生労働省「第1回厚生科学審議会健康日本21（第三次）推進専門委員会【資料2】健康日本21（第三次）の概要」P6より

「健康日本21（第三次）」4つの基本的方向性

「健康日本21（第三次）」では、次の4つの方向性で健康づくり政策を進めていきます。

Ⅰ 健康寿命の延伸と健康格差の縮小

個人の行動と健康状態の改善に加え、個人を取り巻く社会環境の整備やその質の向上を通じて、健康寿命の延伸と健康格差の縮小を実現

※健康格差とは、地域や社会経済状況の違いによる集団間の健康状態の差のことです。

Ⅱ 個人の行動と健康状態の改善

生活習慣の改善や生活習慣病の発症予防、合併症の発症予防や重症化予防に加え、すでにがんなどの疾患を抱えている人も含め、「誰一人取り残さない」健康づくりの観点から、生活機能の維持・向上も踏まえた取り組みを推進

Ⅲ 社会環境の質の向上

社会とのつながりや心の健康の維持・向上を図る。また、自然に健康になれる環境づくりの取り組みを実施し、健康に関心の薄い人を含む幅広い層を対象とした健康づくりを推進

Ⅳ ライフコースアプローチを踏まえた健康づくり

Ⅰ～Ⅲの各要素をさまざまなライフステージ（乳幼児期、青壮年期、高齢期など、人の生涯における各段階）ごとに享受できるような取り組みに加え、胎児期から老齢期に至るまで人の生涯を継続的に捉えた健康づくり（ライフコースアプローチ）についての取り組みを推進（P48参照）

● 「健康日本21（第三次）」のイメージ図

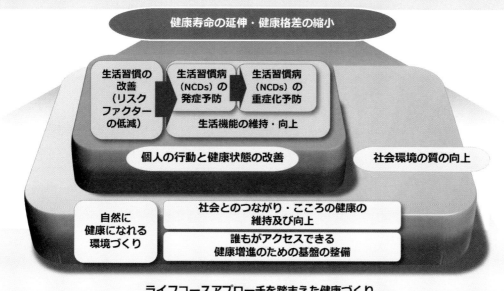

◎厚生労働省「第1回厚生科学審議会健康日本21（第三次）推進専門委員会【資料2】健康日本21（第三次）の概要」P7より

「健康日本 21（第三次）」の新たな視点

　「健康日本 21（第二次）」では、女性の健康について性差に着目した取組が少ない、健康に関心の薄い者など幅広い世代に対する生活習慣改善のアプローチが十分ではないなどの課題がありました。

　「健康日本 21（第三次）」では、これらの課題をもとに、「誰一人取り残さない健康づくり」や「より実効性をもつ取組の推進」に取り組むため、以下の新しい視点を取り入れることにしています。

●「健康日本 21（第三次）」の新たな視点

①**女性の健康**については、これまで目だしされておらず、性差に着目した取組が少ない

女性の健康を明記

「女性の健康」を新規に項目立て、女性の健康週間についても明記
骨粗鬆症検診受診率を新たに目標に設定

②**健康に関心の薄い者**など幅広い世代に対して、生活習慣を改めることができるようなアプローチが必要

自然に健康になれる**環境づくり**

健康に関心の薄い人を含め、本人が無理なく健康な行動をとれるような環境づくりを推進

③行政だけでなく、**多様な主体を**巻き込んだ健康づくりの取組をさらに進める必要

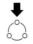

他計画や施策との連携**も含む目標設定**

健康経営、産業保健、食環境イニシアチブに関する目標を追加、自治体での取組との連携を図る

④目標や施策の概要については記載があるが、**具体的にどのように現場で取組を行えばよいか**が示されていない

アクションプランの提示

自治体による周知広報や保健指導など介入を行う際の留意すべき事項や好事例集を各分野で作成、周知
（栄養・食生活、身体活動・運動、睡眠、喫煙など）

⑤PHRなど**ICT**を利活用する取組は一定程度進めてきたが、さらなる推進が必要

個人の健康情報の見える化・利活用**について記載を具体化**

ウェアラブル端末やアプリの利活用、自治体と民間事業者（アプリ業者など）間での連携による健康づくりについて明記

◎厚生労働省「第1回厚生科学審議会健康日本21（第三次）推進専門委員会【資料2】健康日本21（第三次）の概要」P9より

第二次から大幅に更新された国民運動の達成目標値

　「健康日本 21（第三次）」では、健康（特に健康寿命の延伸や生活習慣病の予防）に関する科学的なエビデンスに基づくこと、継続性や事後的な実態把握などを加味し、データソースは公的統計を利用することを原則に、51 項目の目標を設定しています。目標値は、直近のトレンドや科学的なエビデンス等も加味しつつ、原則として「健康日本 21（第二次）」で未達のものは同じ数値、目標を達成したものはさらに高い数値としています。設定された目標については、計画開始後 6 年（2029 年度）を目途に中間評価を行い、計画開始後 10 年（2033 年度）を目途に最終評価を行う予定となっています。目標を達成するための活動の成果を適切に評価することで、その後の取組に反映していきます。

●主な目標と目標値

目標	指標	目標値
健康寿命の延伸と健康格差の縮小		
健康寿命の延伸	日常生活に制限のない期間の平均	平均寿命の増加分を上回る健康寿命の増加
個人の行動と健康状態の改善		
適正体重を維持している者の増加（肥満、若年女性のやせ、低栄養傾向の高齢者の減少）	BMI18.5 以上 25 未満（65 歳以上は BMI20 を超え 25 未満）の者の割合	66%
野菜摂取量の増加	野菜摂取量の平均値	350g
運動習慣者の増加	運動習慣者の割合	40%
新 睡眠時間が十分に確保できている者の増加	睡眠時間が 6 ～ 9 時間（60 歳以上については、6 ～ 8 時間）の者の割合	60%
生活習慣病（NCDs）のリスクを高める量を飲酒している者の減少	1 日当たりの純アルコール摂取量が男性 40g 以上、女性 20g 以上の者の割合	10%
喫煙率の減少（喫煙をやめたい者がやめる）	20 歳以上の者の喫煙率	12%
糖尿病有病者の増加の抑制	糖尿病有病者数（糖尿病が強く疑われる者）の推計値	1,350 万人
新 COPD（慢性閉塞性肺疾患）の死亡率の減少	COPD の死亡率（人口 10 万人当たり）	10.0
社会環境の質の向上		
新 「健康的で持続可能な食環境づくりのための戦略的イニシアチブ」の推進	「健康的で持続可能な食環境づくりのための戦略的イニシアチブ」に登録されている都道府県数	47 都道府県
新 健康経営の推進	保険者とともに健康経営に取り組む企業数	10 万社
ライフコースアプローチを踏まえた健康づくり（女性の健康関係）		
若年女性のやせの減少	BMI 18.5 未満の 20 歳～ 30 歳代女性の割合	15%
生活習慣病（NCDs）のリスクを高める量を飲酒している女性の減少	1 日当たりの純アルコール摂取量が 20g 以上の女性の割合	6.4%
新 骨粗鬆症検診受診率の向上	骨粗鬆症検診受診率	15%

◎厚生労働省「第1回厚生科学審議会健康日本21（第三次）推進専門委員会【資料2】健康日本21（第三次）の概要」P10より

・厚生労働省「国民の健康の増進の総合的な推進を図るための基本的な方針の全部を改正する件」
・厚生労働省「健康日本 21（第三次）推進のための説明資料」
・厚生労働省「第 51 回厚生科学審議会地域保健健康増進栄養部会（2023 年 3 月 13 日）資料」
・厚生労働省「第 1 回厚生科学審議会健康日本 21（第三次）推進専門委員会【資料 2】健康日本 21（第三次）の概要」

社会のベースとなる健康施策・制度

Section 1-2 国民共通の課題 = 生活習慣病予防対策 —中心テーマは運動・食生活・禁煙・睡眠

　国民共通の健康課題となっている生活習慣病対策。生活習慣病は、健康長寿を阻害する最大の要因になるだけでなく、国民医療費にも大きな影響を及ぼしています。生活習慣病の多くは、不健全な生活習慣によって、おなかに過剰な脂肪がたまる内臓脂肪型肥満が下地になって引き起こされますが、適度な運動やバランスのとれた食生活、禁煙などを実践することで予防が可能です。国では生活習慣病予防を推進するために、主に次のような施策を行っています。

健康づくりのための「アクティブガイド」を改訂して運動施策を推進

　「健康日本 21（第二次）」に引き続き、「健康日本 21（第三次）」でも身体活動・運動分野の目標が定められています。「健康づくりのための身体活動基準 2013」やそれを達成するための、国民向けのガイドライン「アクティブガイド—健康づくりのための身体活動指針—」も策定から 10 年経ちました。

　そこで、厚生労働省ではこれらを改訂し、「身体活動基準 2023（仮称）」とそのガイドライン「健康づくりのための身体活動指針 2023（アクティブガイド 2023）（仮称）」を策定し、国民に身体活動・運動を実践してもらうよう広く呼びかけることとしています。

　今回の改訂では、成人（18 〜 64 歳）・こども（18 歳未満）・高齢者（65 歳以上）に分けて健康づくりのためにはどれくらいの強度の運動をどれくらい行うのがよいのかなど身体活動・運動の推奨値を提示します。また、座りっぱなしの時間が長くなりすぎないようにすることも新たに盛り込みます。

「実践してほしい食生活」は、文部科学省・厚生労働省・農林水産省連携で策定

　厚生労働省では、国民の健康の保持・増進、生活習慣病の予防のために参照するエネルギーおよび栄養素の摂取量の基準を示した『日本人の食事摂取基準』を 5 年に一度策定・公表しています（最新は 2020 年版）。さらに毎年、『国民健康・栄養調査』を実施して、エネルギーや栄養素などの摂取状況や食事の状況、身体の状況、運動・休養・飲酒習慣などについて調査・解析しています。

　また、文部科学省・厚生労働省・農林水産省が連携して「実践してほしい食生活」を 10 項目にまとめた『食生活指針』を 2000 年に策定、2016 年 6 月に一部改定しています。

「たばこ対策」は禁煙支援マニュアルによりバックアップ

　喫煙はがん、循環器疾患（脳卒中や心疾患など）、糖尿病、慢性呼吸器疾患（COPDなど）の4つの疾患のすべての危険因子であり、その関連が強いことから、喫煙への対策により大きな生活習慣病の予防効果が期待できます。厚生労働省では、禁煙を希望する人に対し、「喫煙と健康」に関する健康教育を行うために必要な基礎知識や実施方法、留意事項などを解説した『禁煙支援マニュアル（第二版）増補改訂版』を作成し、喫煙対策をバックアップしています。

◎『禁煙支援マニュアル（第二版）増補改訂版』
https://www.mhlw.go.jp/topics/tobacco/kin-en-sien/manual2/addition.html

健康づくりのための睡眠には「睡眠12箇条」を策定

　睡眠の重要性について普及・啓発するため、科学的知見にもとづき策定された『健康づくりのための睡眠指針2014』では、「良い睡眠で、からだもこころも健康に」「良い睡眠は、生活習慣病予防に」「睡眠による休養感は、こころの健康に重要」「若年世代は夜更かしを避けて、体内時計のリズムを保つ」などの「睡眠12箇条」を紹介しています。

◎『健康づくりのための睡眠指針2014』
https://www.mhlw.go.jp/file/06-Seisakujouhou-10900000-Kenkoukyoku/0000047221.pdf

ライフステージ別に女性の健康づくりを支援するサイトを運営

　女性は、閉経以降、生活習慣病にかかる人が増えます。厚生労働省研究班（東京大学医学部藤井班）監修のサイト「女性の健康推進室 ヘルスケアラボ」では、ライフステージ別女性の健康ガイドを掲載し、更年期では更年期を取り巻く状況と治療法、更年期に多い症状と病気などを紹介しています。また、厚生労働省では、毎年3月1日から3月8日までを「女性の健康週間」と定め、女性の健康づくりを国民運動として展開しています。

◎女性の健康推進室 ヘルスケアラボ
https://w-health.jp/

健康寿命をのばすための「スマート・ライフ・プロジェクト」

　「健康寿命をのばそう」をスローガンとして、国民全体が人生の最後まで元気で健康で楽しく毎日を送れることを目標とした国民運動「スマート・ライフ・プロジェクト」を実施。「運動」「食生活」「禁煙」の3分野を中心に、具体的なアクションの呼びかけを、プロジェクトに参加する企業、団体、自治体と協力・連携しながら推進しています（P45参照）。

・厚生労働省ホームページ「生活習慣病予防」
・e-健康づくりネット

社会のベースとなる健康施策・制度

Section
1-3

国民の健康を支える
さまざまな仕組みや制度

健康長寿社会の実現のために、疾病を予防し重症化を防ぎ、健康な日常生活を送るためのさまざまな基盤となる制度や計画があります。

世界に誇る日本の「医療保険制度」

医療保険制度（P32 参照）は、病気やけがによる急な出費をカバーする役割を担っています。毎月、収入に応じた保険料を支払えば、医療機関に原則医療費の3割を払うだけで保険診療を受けることができます。自己負担割合は年齢や所得によって異なります。

入院して手術を受けるなどで医療費がかさんだ場合は、月ごとの自己負担限度額を超える部分を払い戻してもらう「高額療養費制度」があります。自己負担限度額は、収入や年齢に応じて異なります。

●年齢や所得によって異なる 医療費の一部負担割合

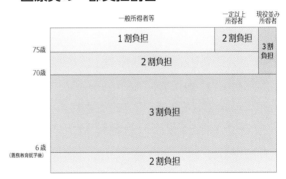

◎厚生労働省ホームページ「我が国の医療保険について」より

自分の健康状態を知り、病気を未然に防ぐ「健診等」

「健診」は法律で定められており、自分の健康状態を知ることができるうえ、深刻な病気を未然に防ぐことができる効果的な方法です。

そのうち、特定健康診査（特定健診）・特定保健指導は、国保や組合健保などの医療保険者を実施主体として、40 歳以上 75 歳未満の被保険者・被扶養者を対象に行われています。

特定健診は、内臓脂肪が蓄積していると、軽度の高血圧、高血糖、脂質異常でも心筋梗塞や脳卒中などの生活習慣病に進みやすく、さらに複数が重なると生活習慣病のリスクが高まるというメタボリックシンドロームの考え方に基づいて行われる健診です。特定健診で軽度の異常をすくい上

・厚生労働省「健康日本 21（第二次）最終評価報告書」
・厚生労働省「健康日本 21（第二次）最終評価報告書（参考資料 1）健康日本 21（第二次）の各領域に関連する主な計画等の概要」
・スポーツ庁ホームページ「第 3 期スポーツ基本計画」

げ、生活習慣の改善を促す特定保健指導を実施しています（健康マスター版 P149 参照）。

生活習慣病対策としての「がん対策」と「循環器病対策」

　日本では、がんは死因の第 1 位です。「がん対策基本法」は、がん対策を総合的かつ計画的に推進するために 2006 年に制定され、同法に基づき「がん対策推進基本計画」が策定されてきました。2023 年度〜 2028 年度の 6 年を目安とする第 4 期基本計画では、全体目標を「誰一人取り残さないがん対策を推進し、全ての国民とがんの克服を目指す」としています。

　脳卒中、心臓病その他の循環器病は、両者を合わせると、がんに次ぐ死亡原因となっています。脳卒中・循環器病対策基本法は、正式には「健康寿命の延伸等を図るための脳卒中、心臓病その他の循環器病に係る対策に関する基本法」といい、2019 年に施行されました。同法に基づき、2023 年度〜 2028 年度の 6 年を目安とする第 2 期循環器病対策推進基本計画では、2040 年までに 3 年以上の健康寿命の延伸と循環器病の死亡率の減少を目指しています。

スポーツに関する施策を推進するための重要指針「スポーツ基本計画」

　スポーツ基本法に基づき策定される「スポーツ基本計画」には、今後の日本のスポーツ施策の具体的な方向性が示されており、関係者が施策を推進するための重要な指針として位置づけられています。第 3 期計画（2022 年度〜 2026 年度）では、東京オリンピック・パラリンピック競技大会のスポーツ・レガシーの継承・発展に向けて、「持続可能な国際競技力の向上」「共生社会の実現や多様な主体によるスポーツ参画の促進」「スポーツを通じた国際交流・協力」「大規模大会の運営ノウハウの継承」「地方創生・まちづくり」「スポーツに関わる者の心身の安全・安心確保」の 6 つの重点施策を掲げています。

健康で質の高い生活実現に向け、ますます重要な「歯科口腔保健」

　2011 年に施行された「歯科口腔保健の推進に関する法律」には、口腔の健康は、健康で質の高い生活を営むうえで、基礎的かつ重要な役割を果たすことから、歯科疾患の予防などによる口腔の健康保持（歯科口腔保健）の推進に関する施策を総合的に推進することがうたわれています。

　施策実施のための方針や目標などを定めた「歯科口腔保健の推進に関する基本的事項」が 2012 年に策定され、「口腔の健康の保持・増進、歯科口腔保健に関する健康格差の縮小」の実現を目指し、「歯科疾患の予防」「口腔機能の維持・向上」などについて全 19 項目の目標・計画が掲げられました。計画期間は 10 年（実際は 2023 年度末まで）で、2022 年 10 月、最終評価報告書が公表されました。2024 年度からは「次期歯科口腔保健の推進に関する基本事項」が開始されます。

・厚生労働省「第 5 回 次期国民健康づくり運動プラン（2024 度開始）策定専門委員会 資料 3「次期国民健康づくり運動プランの歯・口腔領域に関する事項について」」
・厚生労働省「歯科口腔保健の推進に関する基本的事項 最終評価報告書」

Section
2-1

職域の健康を支える仕組み・取り組み

課題が多い職場の
メンタルヘルス対策

▋労働者の半数以上がストレスを抱える中、中小事業所は対策に取り組めず

　労働者の半数以上が強い不安・悩みを抱える中、精神障害に係る労災支給決定件数や自殺者は、近年増加傾向にあります。事業所におけるメンタルヘルス対策は、労働者数 50 人以上の事業所はストレスチェックが義務化されているため、多くで実施されていますが、全体で見ると約 4 割の事業所が取り組んでいない状況です。また、その中でもストレスチェックに限ると、50 人未満の事業所を中心に、4 割近くがいまだに取り組めていません。

●仕事や職業生活に強い不安やストレスを感じる労働者の割合

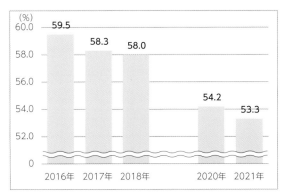

◎厚生労働省「労働安全衛生調査 (実態調査)」より

●有職者の自殺者数の年次推移

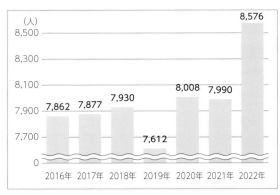

◎厚生労働省・警察庁「2022年中における自殺の状況」より

●メンタルヘルス対策に取り組む事業所規模別ストレスチェック実施割合

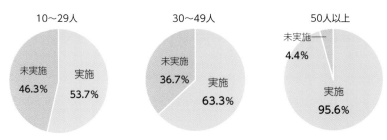

◎厚生労働省「2021年労働安全衛生調査 (実態調査)」より

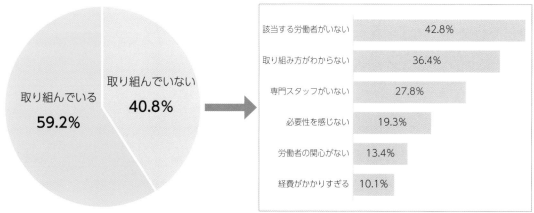

●メンタルヘルス対策に取り組んでいる
事業所の割合（2021年）

取り組んでいる
59.2%

取り組んでいない
40.8%

◎厚生労働省「2021年労働安全衛生調査（実態調査）」より

●メンタルヘルス対策に取り組んでいない
理由（2021年）

該当する労働者がいない	42.8%
取り組み方がわからない	36.4%
専門スタッフがいない	27.8%
必要性を感じない	19.3%
労働者の関心がない	13.4%
経費がかかりすぎる	10.1%

◎厚生労働省「2021年労働安全衛生調査（実態調査）」より

「第14次労働災害防止計画」でメンタルヘルス対策目標を強化

　国が2023年に定めた5か年計画「第14次労働災害防止計画」では、下記の目標が挙げられています。

①自分の仕事や職業生活に関することで強い不安、悩み、ストレスがあるとする労働者の割合を2027年までに50％未満

②労働者数50人未満の小規模事業場におけるストレスチェック実施の割合を2027年までに50％以上

③メンタルヘルス対策に取り組む事業場の割合を2027年までに80％以上

④各事業場において必要な産業保健サービスを提供している事業場の割合を2027年までに80％以上

職域におけるメンタルヘルス対策として、国はさまざまな取り組みを無料で実施

　目標達成に向けて、下記のような取り組みが行われています。

①働く人のメンタルヘルス・ポータルサイト「こころの耳」を設置し、職場のメンタルヘルスに関する最新情報や、基礎知識、事業場の取組事例等を情報提供

②「こころの耳相談」を設置し、労働者等を対象に無料で、電話相談・SNS相談・メール相談を実施

③全国47都道府県の「産業保健総合支援センター（さんぽセンター）」では、経験豊富な専門家が、メンタルヘルス対策をはじめとする産業保健に関する相談、研修、情報提供等の支援を無料で実施

④おおむね監督署管轄区域に設置されている、「地域産業保健センター（地さんぽ）」では、労働者数50人未満の小規模事業者やそこで働く方を対象として、産業保健サービスを無料で提供

・厚生労働省「ストレスチェック制度の効果的な実施と活用に向けて」

Section 2-2

労働者の心の健康保持増進のための指針「メンタルヘルス指針」

　労働者の心の健康の保持増進のための指針「メンタルヘルス指針」は、2005年の労働安全衛生法改正において、法第69条および第70条の2に基づくものと関連づけられ、2006年に公表され、2015年に改正されました。この指針に沿った取り組みを行うことが、事業者の努力義務となっています。

　まず、事業者自らがストレスチェック制度を含めた事業場におけるメンタルヘルスケアを積極的に推進することを表明すると共に、衛生委員会等において十分調査審議を行い、「心の健康づくり計画」やストレスチェック制度の実施方法等に関する規程を策定することが必要です。

　実施に当たっては、ストレスチェック制度の活用や職場環境等の改善を通じて、メンタルヘルス不調を未然に防止する「一次予防」、メンタルヘルス不調を早期に発見し、適切な措置を行う「二次予防」およびメンタルヘルス不調となった労働者の職場復帰支援等を行う「三次予防」が、円滑に行われるようにすることが大切です。

職場のメンタルヘルス対策の要「4つのケア」

　職場のメンタルヘルス対策には、次の「4つのケア」が継続的かつ計画的に行われることが重要です。

❶セルフケア

　ストレスやメンタルヘルスについて正しく理解し、ストレスチェックなどを活用したストレスへの気づきとストレスへの対処について、労働者自身が行うケアのことです。事業者は労働者自身でセルフケアが行えるように教育研修、情報提供を行うなどの支援をすることが大事です。

❷ラインによるケア

　管理監督者（ライン）が、職場環境等の把握と改善を行い、労働者からの相談対応や職場復帰における支援などを行うケアのことです。

❸事業場内産業保健スタッフ等によるケア

　具体的なメンタルヘルスケアの実施に関する企画立案や、個人の健康情報の取扱い、事業場外

資源とのネットワークの形成やその窓口などを担うケアのことです。労働者および管理監督者に対する支援を行うと共に、「心の健康づくり計画」の実施に当たり、中心的な役割を担うことになります。

❹事業場外資源によるケア

　事業場外の専門家や専門機関等から情報提供や助言を受けたり、そのサービスを活用したり、ネットワークの形成などによって支援を行うケアのことです。

「メンタルヘルス不調」はうつ病以外も広く含めた概念

　指針の中で、「メンタルヘルス不調」という用語を、「精神および行動の障害に分類される精神障害や自殺のみならず、ストレスや強い悩み、不安など、労働者の心身の健康、社会生活および生活の質に影響を与える可能性のある精神的および行動上の問題を幅広く含むものをいう」と定義づけています。つまり、うつ病以外も広く含めた概念です。

●メンタルヘルス対策の進め方

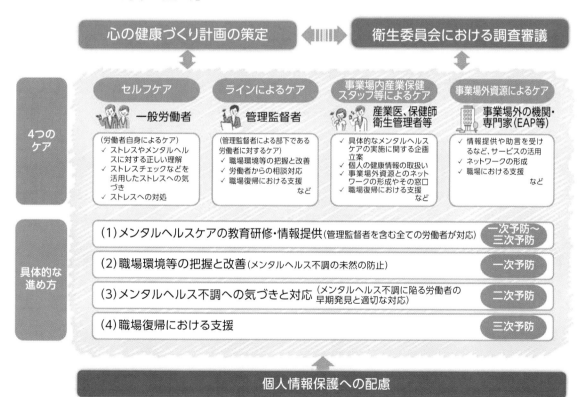

◎厚生労働省「テレワークにおけるメンタルヘルス対策のための手引き（2022年3月）」より

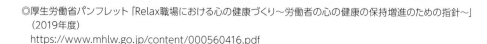

◎厚生労働省パンフレット「Relax職場における心の健康づくり〜労働者の心の健康の保持増進のための指針〜」（2019年度）
https://www.mhlw.go.jp/content/000560416.pdf

職域の健康を支える仕組み・取り組み

Section

2-3 はたらくひとを守る 「労働基準法」「労働安全衛生法」

働くことの最低基準を示す「労働基準法」

1947年、働くことの最低基準に関する法的規制として、「労働基準法」が制定されました。

●労働基準法の概要

- **賃金の支払の原則**：直接払、通貨払、全額払、毎月払、一定期日払⇒賃金のデジタル払いも可
- **労働時間の原則**：1日8時間、1週40時間
- **時間外・休日労働**：労使協定の締結
- **割　増　賃　金**：時間外・深夜は25%以上、休日は35%以上、時間外労働が1か月で60時間を超えた分は50%以上
- **解　雇　予　告**：労働者を解雇しようとするときは30日以上前の予告または30日分以上の平均賃金の支払
- **有 期 労 働 契 約**：原則上限が3年、専門的労働者、満60歳以上は原則上限が5年
- 年次有給休暇、就業規則などについても規定

◎厚生労働省　労働条件に関する総合情報サイト「確かめよう労働条件」より作成

●労働者の健康の保持のための対策

　事業者は、原則として、1日に8時間、1週間に40時間を超えて労働させてはいけないこととされています。ただし、労使において「時間外労働協定」（通称：36（サブロク）協定）を定めることで、時間外・休日労働も可能となります。

　そして、2019年の「働き方改革関連法」による労働基準法の改正では、時間外労働時間の上限は原則として月45時間・年360時間と定められました。臨時的な特別の事情があって労使が合意する場合（特別条項）でも、時間外・休日労働は月100時間未満とするなどの条件を守らなければなりません。

労働者の安全と健康を確保し快適な職場環境を促進する「労働安全衛生法」（通称：あんえいほう）

　労働基準法第42条を受けて、1972年に労働者の健康管理問題に関する法的規制として、「労働安全衛生法」が制定されました。「職場における労働者の安全と健康を確保する」ことと「快適な職場環境の形成を促進すること」を目的としています。

●労働安全衛生法の概要

①**安全衛生管理体制の確立**
- ・衛生管理者・産業医等の選任、衛生委員会の設置
  - ⇒労働者50人以上の事業場ではすべての業種で選任・設置義務あり
- ・安全管理者等の選任、安全委員会等の設置
  - ⇒労働者50人以上の事業場では、労働安全衛生法施行令に定める業種により設置義務あり

②**事業場における労働災害防止のための具体的措置**
- ・事業者や発注者等は、労働者の危険または健康障害を防止するための措置を講じる必要がある
- ・機械、危険物や有害物等の製造や取扱いに当たっては、危険防止のための基準を守る必要がある
- ・労働者の就業に当たっては、安全衛生教育の実施や必要な資格の取得が必要
- ・事業者は、作業環境測定、健康診断等を行い、労働者の健康の保持増進を行う必要がある
- ・事業者は、快適な職場環境の形成に努めなければならない

◎厚生労働省　労働条件に関する総合情報サイト「確かめよう労働条件」より作成

●労働者の健康の保持のための対策

　すべての事業場において、労働安全衛生法第66条に基づき、事業者は労働者に対して1年以内ごとに1回、「健康診断」を実施しなければなりません。そして、労働者は健康診断を受けなければなりません。

　また、労働者50人以上の事業場では労働安全衛生法第66条の10に基づき、事業者は労働者に対して1年以内ごとに1回、「心理的な負担の程度を把握するための検査等（ストレスチェック）」を実施しなければなりません。

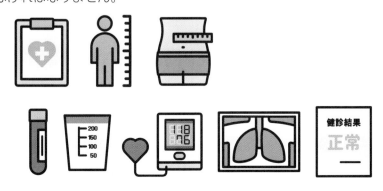

職域の健康を支える仕組み・取り組み

Section 2-4 「ワーク・ライフ・バランス」実現に向けて

子育てや介護をしながら働き続けられるための「ワーク・ライフ・バランス」

「ワーク・ライフ・バランス」とは、"仕事と生活の調和のとれた状態"のことです。特に子育てや親の介護をしながら仕事と生活の調和のとれた働き方を実現することは、職域の健康を考えるためにも重要な課題となっています。

　最近では女性の育児休業取得率が 8 割を超えるなど、さまざまな職場で育児休業制度が定着してきた一方で、いまだに半数近くの女性が出産を機に離職しています。また男性の約 4 割が育児休業を取りたいと考えている（「仕事と育児等の両立に関する実態把握のための調査研究事業報告書」（2018 年）より）ものの、実際の取得率は 1 割強にとどまり、男性の子育てや家事に費やす時間は 1 日当たり 1 時間半程度と、我が国は先進国のなかで最低水準にとどまっています。

　こうした状況のなか、国は子の看護休暇や介護休暇を柔軟に取得できるように時間単位での取得を可能にしたり、男性の育児休業取得促進のため、出生後 8 週間以内に 4 週間まで取得することができる柔軟な育児休業の枠組み（産後パパ育休）の創設などの施策を講じています（育児・介護休業法に定められた両立支援制度）。

◎内閣府男女共同参画局：「仕事と生活の調和」推進サイト
https://wwwa.cao.go.jp/wlb/government/index.html

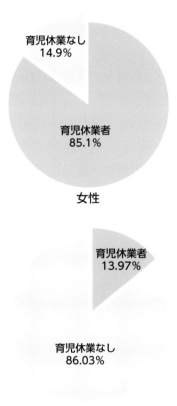

●育児休業者の割合

育児休業なし
14.9%

育児休業者
85.1%

女性

育児休業者
13.97%

育児休業なし
86.03%

男性

◎厚生労働省「2022年度雇用均等基本調査」より

妊娠中や出産後に働き続ける女性の健康を守る仕組み

　妊娠中や出産後も働き続ける女性が増加する一方で、少子化が一層進行しており、職場で女性が母性を尊重され、働きながら安心して子どもを産み育てることができる環境を整備することは、極めて重要な課題です。働く女性の母性健康管理については、男女雇用機会均等法では「母性健康管理措置」が、労働基準法では「母性保護規定」が、それぞれ定められています。

●働く女性の妊娠・出産前後に事業主が講ずる主な措置

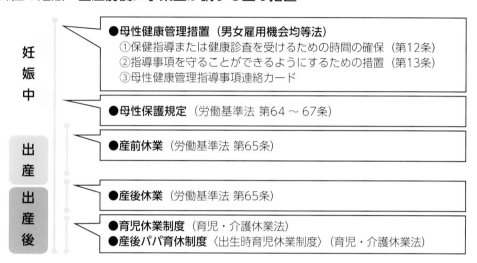

妊娠中

●母性健康管理措置（男女雇用機会均等法）
　①保健指導または健康診査を受けるための時間の確保（第12条）
　②指導事項を守ることができるようにするための措置（第13条）
　③母性健康管理指導事項連絡カード

●母性保護規定（労働基準法 第64～67条）

●産前休業（労働基準法 第65条）

出産

出産後

●産後休業（労働基準法 第65条）

●育児休業制度（育児・介護休業法）
●産後パパ育休制度〈出生時育児休業制度〉（育児・介護休業法）

◎厚生労働省 都道府県労働局「働く女性の母性健康管理のために」（2022年10月）より

　厚生労働省では、企業や働く女性に対して母性健康管理に関する情報を提供する支援サイト『働く女性の心とからだの応援サイト』を開設。企業に対しては、法律で企業に義務づけられている妊娠・出産時の女性労働者への対応について説明し、働く女性向けには、妊娠・出産時の支援制度などを紹介しています。

◎働く女性の心とからだの応援サイト
　https://www.bosei-navi.mhlw.go.jp/

「母性健康管理指導事項連絡カード」で事業主に的確に連絡

　医師等の指示事項を的確に事業主に伝えるため、「母性健康管理指導事項連絡カード（母健連絡カード）」の利用が推奨されています。

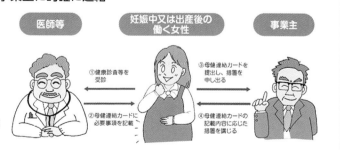

◎厚生労働省ホームページ「母性健康管理指導事項連絡カードの活用方法について」より

・厚生労働省ホームページ「仕事と生活の調和」
・厚生労働省ホームページ「女性労働者の母性健康管理等について」
・厚生労働省ホームページ「母性健康管理指導事項連絡カードの活用方法について」

職域の健康を支える仕組み・取り組み

事業場における健康保持増進のための指針「トータル・ヘルス・プロモーション（THP）指針」

　1988 年の労働安全衛生法改正で「健康保持増進のための措置」が追加され、これらを推進するために策定されたのが「事業場における労働者の健康保持増進のための指針」です。法第 69 条の 1 で、事業者の努力義務として定められています。活動内容は、労働者の心身両面からの総合的な健康保持増進という意味合いから「トータル・ヘルス・プロモーション（THP）」と称し、この指針も「THP 指針」といわれています。

　その後、大企業を中心に THP は推進されましたが、中小企業にも普及啓発するため、指針は順次改正され、当初の運動負荷試験、運動機能検査等を含む「健康測定」の実施の負担を軽減するために、健康診断を活用した「心とからだの健康づくり」を進めることになりました。そして、2020 年には「個人」から「集団」への健康保持増進措置となるポピュレーションアプローチの視点が強化されました。2021 年には、「特定健康診査等」の実施者である医療保険者とのいわゆる「コラボヘルス」（P59 参照）すなわち、定期健康診断結果を医療保険者に提供することが明示されました。

THP の内容は「健康指導」と「その他の健康保持増進措置」の２つ

　健康保持増進措置は、「健康指導」と「その他の健康保持増進措置」の大きく２つに分けられます。

❶健康指導

　健康指導は、「労働者の健康状態の把握」、「把握した労働者の健康状態を踏まえて実施される運動指導や保健指導などの実施」の２ステップで行われます。事業者が労働者の健康測定を実施し、事業場内外の産業保健スタッフ等を通じて、健康リスクを示すと共にその解決方法についても周知することで、労働者が健康に関する情報を理解、活用する力が向上すると共に、将来の健康リスクを低減する効果があると考えられます。

❷その他の健康保持増進措置

　健康指導以外の健康教育、健康相談、健康保持増進に関する啓発活動や職場の環境づくりなどの取り組みも、健康保持増進措置に含まれています。これらの取り組みは、健康経営などで行われている取り組みとも親和性が高いと考えられており、すでに行っている取り組みの延長線上に

ある内容やできることから始めてみることが大事です。

THPを事業者が行うことで得られる３つのメリット

事業者がTHPを行うメリットとして、下記３点が挙げられます。

❶職場の活性化と生産性の向上

・健康状態が改善されることや、職場の人間関係によるストレスの軽減により、作業効率の向上や労働生産性の向上が期待できる。

・健康で元気な社員が増えることで、職場が活性化する。

❷離職防止や人材不足の解消

・心身の健康問題に基づく離職者が減ることにより、人材不足の解消が期待できる。

❸企業イメージの向上

・労働者の健康づくりに配慮していることで企業イメージが向上し、社会的価値向上が図れる。

・求職者が増え、優秀な人材が集まるようになる。

● THPの効果

健康で元気な社員が増える

作業効率アップ作業ミスが減る

活気のある企業

出勤日数の増加

高齢化への適応

医療費の適正化

◎厚生労働省・中央労働災害防止協会「はじめませんか THP 働く人の心とからだの健康づくり」を一部改変

◎はじめませんか THP 働く人の心とからだの健康づくり
https://anzeninfo.mhlw.go.jp/information/mental/hatarakuhito_006.pdf

●スポーツエールカンパニー

スポーツ庁では、朝や昼休みなどに体操・ストレッチをするなどの運動機会の提供や、階段の利用や徒歩・自転車通勤の奨励、あるいはスタンディングミーティングの実施など、スポーツ競技に限らず、社員の健康増進のためスポーツの実施に向けた積極的な取組を行っている企業を「スポーツエールカンパニー」（英語名称：Sports Yell Company）として認定する制度を実施しています。

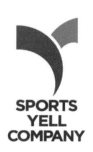

SPORTS YELL COMPANY

職域の健康を支える仕組み・取り組み

Section
2-6 病気やけがに備える「医療保険」と はたらくひとの健康を守る「産業保健」

全国民が職域や地域の「医療保険制度」に加入

　医療保険は、業務外の病気やけが、死亡や出産に対して必要な医療費や手当金を支給することを目的とした相互扶助の制度です。日本では、すべての国民がいずれかの公的医療保険制度に加入する「国民皆保険制度」をとっています。これにより、世界最高レベルの平均寿命と保健医療水準が達成されています。公的医療保険制度の大きな役割は、病気やけがなどの急な出費を補う「保険給付」と健康づくりをサポートする「保健事業」の2つです。医療保険加入者は収入に応じた保険料を徴収され、保険診療を受けたときは、医療機関にかかった費用の一部を支払うだけで、残りは徴収された保険料から医療機関に支払われる仕組みとなっています。

　公的医療保険制度は、大きく「職域保険」と「地域保険」に分けられます。職域保険には、比較的大規模な企業などで働く人と扶養家族が加入する組合管掌健康保険（組合健保）や、小規模な企業などで働く人と扶養家族が加入する全国健康保険協会管掌健康保険（協会けんぽ）、公務員と扶養家族が加入する共済組合などがあります。地域保険の代表は、自営業者、個人事業主や企業を退職した人などが加入する国民健康保険（国保）です。75歳以上の高齢者が加入する後期高齢者医療制度も地域保険です（下表参照）。

　医療保険加入者の窓口負担の割合は原則3割ですが、年齢によって異なり、高齢者では所得でも異なります。

　後期高齢者医療制度の医療給付費の財源構成は、高齢者自身の保険料で約1割、公費が約5割、各保険者からの支援金が約4割となっており、高齢者を現役世代（各保険者の加入者）が支援金で支える構図になっています。

●日本の公的医療保険制度

職域保険 職場で加入する医療保険	■健康保険組合 ■全国健康保険協会（協会けんぽ） ■共済組合（国家公務員、地方公務員） ■共済制度（私学教職員） ■船員保険
地域保険 地域住民が加入する医療保険	■国民健康保険 　農業、漁業、自営業、自由業、退職者など ■後期高齢者医療制度 　75歳以上の高齢者

● 公的医療保険で医療を受けるときの流れ

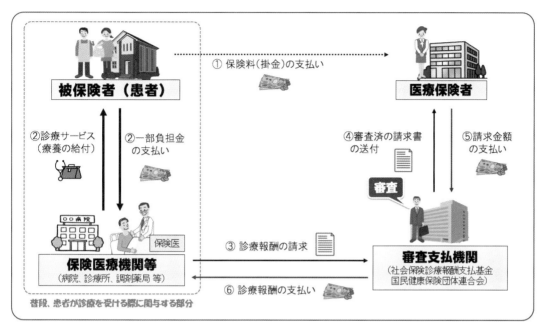

◎厚生労働省ホームページ「我が国の医療保険について」より

「産業保健」は、職場環境の整備や労働者の安全と健康を守る基盤

　職場では、高年齢労働者の増加、労働者の就業意識や働き方の変化、業務の質の変化などが起きています。その結果、健康面では、定期健康診断の有所見率が増加傾向にあり、仕事に関して強い不安やストレスを感じている労働者の割合も5割以上の高い水準で推移しています。

　労働安全衛生法では事業者に対し、快適な職場環境の実現と労働条件の改善を通じて職場における労働者の安全と健康を確保することを義務づけています。従業員50名以上の事業場には、①ストレスチェックの実施、②産業医の選任および届出、③衛生委員会の設置、④衛生管理者の選任（資格取得）、⑤定期健康診断結果報告書の提出が義務づけられています。

　これらの職場環境の整備や労働者の安全と健康を守る基盤となる制度が「産業保健」です。

　健康の保持増進には、労働者が自主的・自発的に取り組むことが重要です。各事業場は、労働者自身の力では解決できない課題への対応を支援するなど、健康管理の積極的推進が必要です。労働者の健康の保持増進対策を行うことで、事業者にとっても「労働生産性の向上」「労働災害件数や傷病による休業日数の減少」「メンタルヘルスの改善」といったメリットがあります。具体的には、運動指導、メンタルヘルスケア、栄養指導、保健指導、口腔保健指導（歯科保健指導）などの中から、各事業場の特性を踏まえて適切な内容を行うことが求められています。

　産業保健を取り巻く環境は近年、大きく様変わりし、職場における健康課題も多様化しており、それらへの対応も必要になっています。

・厚生労働省「第154回 医療保険部会資料 資料1-2 基礎資料」
・厚生労働省ホームページ「職場における心とからだの健康づくりのための手引き」
・厚生労働省「第1回 産業保健のあり方に関する検討会（2022.10.17）「産業保健に関する現状と課題」」

Section
3-1

地域の健康を支える仕組み・取り組み

地域住民の健康を支える「地域保健」と病気やけがに備える「地域保険（国保・後期高齢者医療制度）」

「地域保健」は、多様な施策で地域住民の健康づくりを支援

　地域保健とは、地域社会で展開される保健活動のことです。地域住民の健康増進、感染症対策、予防接種、母子保健をはじめ、地域保健にはさまざまな法律などに基づく多様な施策があります。地域保健の施策を担うのが都道府県・保健所・地方衛生研究所・市町村・保健センターなどです。

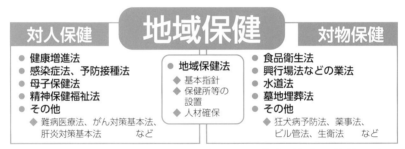

◎厚生労働省ホームページ「地域保健 地域保健に関連する様々な施策」より

　今、地域保健を取り巻く状況は、少子高齢化の進展や人口減少に加え、単独世帯や共働き世帯の増加など、住民の生活スタイルが大きな変化の過渡期にあります。また、がん、循環器疾患、糖尿病、慢性閉塞性肺疾患（COPD）など、非感染性疾患（NCDs）の増加、新興・再興感染症の感染拡大など、注意を向けなければならない疾病も大きく変わってきています。地域保健の役割は多様化しており、行政を主体にした取り組みだけでは、さらに高度化・多様化していく国民のニーズに応えていくことが困難になってきています。また、保健事業の効果的な実施や高齢化社会に対応した地域包括ケアシステムの構築、支え合う社会の回復が求められています。

「地域保険」は、病気やけがに備える保険制度

〈国民健康保険（国保）〉

　国民健康保険（国保）は、全国健康保険協会管掌健康保険（協会けんぽ）や組合管掌健康保険（組合健保）などの職域保険（P32参照）や、後期高齢者医療制度に加入していないすべての住民を対象とした医療保険制度です。都道府県と市町村（特別区を含む）が保険者となる市町村国保の

ほか、業種ごとに組織される国民健康保険組合（国保組合）があります。

　国保は被用者保険と比較すると加入者の平均年齢が高く、特に65〜74歳の前期高齢者が占める割合が高く、1人当たりの平均所得や保険料（税）の収納率は低めです。一方で、1年にかかる医療費は被用者保険より高くなっています。

　このため被用者保険と比べ国保の財政は、収入は抑えられ支出は増大するといった構造的な問題を抱えており、これを解決するために以下のような「国保改革」が行われています。

◎都道府県が財政運営の主体となり、安定的な財政運営や効率的な事業運営の確保など国保運営の中心的な役割を担う

◎市町村は引き続き、資格管理、保険給付、保険料率の決定、賦課・徴収、保健事業など、地域におけるきめ細かい事業を行う

◎都道府県が統一的な方針として国保運営方針を示し、市町村が担う事務の効率化、標準化、広域化を推進する

〈後期高齢者医療制度〉

　後期高齢者医療制度は、75歳以上の高齢者を対象とした、都道府県単位の広域連合が運営する医療保険の独立した仕組みです。若年者と後期高齢者の分担のルールを明確化し、保険料を納める機関と、それを使う機関を都道府県ごとの広域連合に一本化して財政・運営責任も明確化し、さらに都道府県ごとの医療費水準に応じた保険料を後期高齢者全員で公平に負担するのが特徴です。後期高齢者の医療費は、患者負担以外の部分を公費約5割、若年者の保険料（各保険者からの支援金）約4割、後期高齢者の保険料約1割でまかなわれています。

●後期高齢者医療制度の仕組み

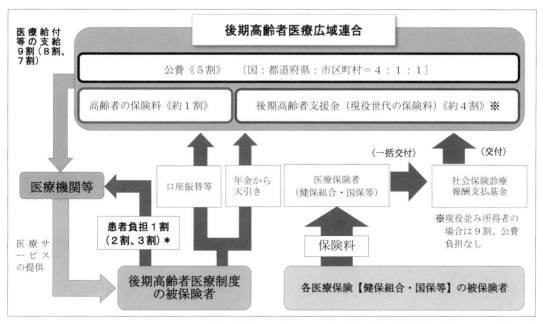

◎東京都後期高齢者医療広域連合ホームページ「後期高齢者医療制度の仕組み」より

＊現役並み所得者は3割、一定の所得がある加入者は2割が窓口負担となっている。

・「地域保健対策の推進に関する基本的な指針（1994年厚生省告示第374号）」
・厚生労働省「第154回 医療保険部会資料 資料1-2 基礎資料」　・東京都後期高齢者医療広域連合ホームページ

地域の健康を支える仕組み・取り組み

Section
3-2
地域住民の健康を支える
「保健所」「保健センター」

「保健所」は、地域住民の健康を支える広域的・専門的・技術的拠点

保健所の主な役割は、地域の医療機関や保健センターなどの活動を調整して、地域住民に必要な健康福祉サービスを提供する仕組みづくりや、感染症の流行、大規模災害、環境汚染、医療・医薬品の事故などに対応する健康危機管理の拠点となることです。

地域保健法に基づき、都道府県、政令指定都市、中核市などに設置され、保健師、医師、薬剤師、獣医師、栄養士、精神保健福祉士など、専門的かつ技術が求められる多職種の職員が配置されています。「福祉保健事務所」「厚生センター」などの名称の場合もあり、全国468か所に設置されています（2022年度）。

保健所は、地域住民の健康を支える広域的・専門的・技術的拠点と位置づけられる施設です。難病や精神保健に関する相談、結核・感染症対策、薬事・食品衛生・環境衛生に関する監視指導など、専門性の高い業務を行っています（下表）。

保健所の役割

健康に関すること
人口動態統計や地域保健に関わる統計の作成／医療・医薬品相談／結核、新型インフルエンザなど感染症の予防対策／エイズ・難病対策　など

精神保健福祉に関すること
統合失調症、うつ病などの精神疾患、ひきこもりやアルコール依存症など心の健康相談を電話・窓口で相談。相談内容により関係機関・医療機関などへの紹介　など

生活衛生に関すること
食品衛生、食中毒等の検査、環境衛生、水質調査に関する業務／食品関係施設の営業許可や調理師免許　など

◎全国保健所長会　「保健所の活用の仕方～どんな時に頼れば良いの？～」より

具体的には、毎週、地域の感染症情報を関係機関へ報告したり、地域住民に向けて健康づくりに関する情報を発信しています。地域保健対策や精神保健、母子保健、地域リハビリテーション、歯科保健、地域・職域連携などの各種協議会の開催・運営も行っています。

健康危機管理では、健康危害の未然防止や健康危機発生時の健康被害の拡大防止、健康危機に関する情報発信、職員の専門的能力の向上も保健所が行います。

　地域住民からは「性感染症や肝炎の検査を受けたい」「難病と診断され不安だ」「不妊治療の費用助成について知りたい」「医療に関する心配や不安がある」といった相談を受け付けています。地域の医療機関や商業施設などからは「いつもより有症状者が増えている」「感染対策に関する不安や疑問」「受動喫煙対策について」「給食施設に関する不安や疑問」などの相談が可能です。

「保健センター」は、地域住民が直接受ける健康づくりサービスの拠点

　保健センターは市町村が任意で設置し、住民に身近で利用頻度の高い保健サービスを提供する施設であり、全国に 2,432 か所設置されています（2022 年 4 月現在）。地域保健法では「市町村保健センター」と呼ばれており、地域によっては、「保健福祉センター」「健康センター」といった名称のところもあります。

　多くの保健センターには保健師、栄養士が配置され、施設によっては助産師や医師らも配置されている場合があります。

　母子健康手帳の交付、乳幼児健診、予防接種、健康診査、がん検診など、地域住民が直接受ける健康づくりに関するサービスを中心に業務を行っており、住民に身近な施設です。主に次のような事業が行われています。

〈母子保健事業〉

　母親や乳幼児を対象に保健指導、健康調査、家庭訪問、健康教育などを通じて、母親と乳幼児の健康をサポートしています。具体的には「妊娠の届け出と母子健康手帳の交付、妊娠相談」「乳児家庭全戸訪問事業」「母親教室・両親教室」「母子交流支援・育児サークル育成支援」などです。

〈歯科保健事業〉

　歯科健診事業、歯科健康相談、親子歯みがき教室などにより、「80 歳になっても自分の歯を 20本以上保とう」という「8020 運動」を推進しています。

〈栄養保健事業〉

　栄養相談や栄養指導などにより、健全な食生活をサポートしています。食生活改善を通じて生活習慣病の予防・改善を促すとともに、健康的な食生活を身につける「食育」も推進しています。

〈健康増進事業〉

　成人・高齢者を対象に、健康相談の実施や健康講座の開催、健康手帳の交付、保健師や栄養士、歯科衛生士、理学療法士らによる家庭訪問指導などを通じて、自立した生活を送れる期間である健康寿命の延伸を目指し、生活習慣病予防を推進するための支援やサービス提供を行っています。

地域の健康を支える仕組み・取り組み

「ソーシャル・キャピタル」の醸成・活用による地域の健康づくり／地域共生社会づくり

ソーシャル・キャピタルと健康度、健康習慣指標の相関関係

　人々の健康は、その人を取り巻く社会環境に影響を受けています。そこで、「健康日本21（第三次）」では、個人の行動と健康状態の改善だけでなく、社会環境の質の向上を目指しています。

　地域に根ざした信頼や社会規範、ネットワークといった社会関係資本等を意味する「ソーシャル・キャピタル」の醸成を促すことは、健康づくりにおいても有用と考えられています。

　これまでの研究で、自覚的健康度、喫煙の状況や運動などの健康習慣もおおむねソーシャル・キャピタルが充実している地域で良好であることが報告されています。

ソーシャル・キャピタルの概念導入により地域のネットワークが強化される

　地域のソーシャル・キャピタル醸成・活用の第一歩は、自治会（地縁）やPTA（学校）、商工会（職域）、栄養士会（職能）など、既存の地域ネットワークを見つけることです。そして、「健康なまちづくり」の視点からこれらを組織化し、立ち上がった住民組織により、グループワークやワークショップなどの学習活動を展開していきます。

　これまで、住民組織活動を通じた地域ネットワークの構築によって行われてきた健康づくりが、ソーシャル・キャピタルの概念を導入することで、「他者に対する信頼」や「互酬性（お互い様）の規範」が醸成され、地域のネットワークが強化されます。

● ソーシャル・キャピタルとコミュニティー形成

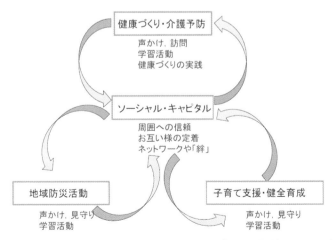

◎厚生労働省「住民組織活動を通じたソーシャル・キャピタル 醸成・活用にかかる手引き」（2015年3月）P17より

暮らしと生きがい、地域を共につくる「地域共生社会」

　地域共生社会とは、制度や分野ごとの「縦割り」や、「支え手と受け手」といった関係を超えて、地域住民や地域の多様な主体が参画し、人と人、または人と資源が世代や分野を超えてつながることにより、住民一人ひとりの暮らしと生きがい、そして地域を共につくっていく社会のことです。その実現は、2016年6月に閣議決定された「ニッポン一億総活躍プラン」に盛り込まれました。

　このプランでは、「支え手側と受け手側に分かれるのではなく、地域のあらゆる住民が役割をもち、支え合いながら、自分らしく活躍できる地域コミュニティーを育成し、福祉などの地域の公的サービスと協働して助け合いながら暮らすことのできる仕組みを構築する」ことなどが示されました。

　地域共生社会は、地域で暮らす人々と、地域での暮らしを構成する幅広い関係者による「参加と協働」が求められる取り組みとなっています。また、福祉施策が担う「支え・支えられる関係が循環し、誰もが役割と生きがいをもつ地域社会の醸成」だけでなく、社会・経済活動の基盤となる地域での「人と資源が循環し、地域社会の持続的発展の実現」という視点も重要とされています。

【取り組み事例】〈岩手県盛岡市〉

　盛岡市は、多機関の協働による包括的支援体制構築モデル事業「まるごとよりそいネットワークもりおか」を展開。同市では、圏域ごとに社会資源が異なっていたことから、圏域ごとではなく、分野ごとに相談支援包括化推進員を配置することで、制度の狭間に陥らないための支援として最適なネットワークを構築しました。ネットワークが本当の意味での地域共生となるよう、相談支援包括化推進員には更生保護やまちづくり、ボランティアの団体、弁護士などの参加もありました。

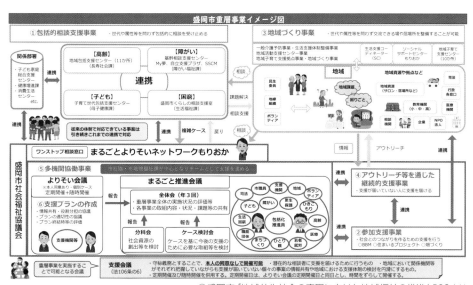

◎盛岡市「地域共生社会の実現に向けた地域福祉の推進」P23より

◎厚生労働省　「地域共生社会のポータルサイト」
https://www.mhlw.go.jp/kyouseisyakaiportal/

・厚生労働省「住民組織活動を通じたソーシャル・キャピタル 醸成・活用にかかる手引き」
・厚生労働省「地域共生社会のポータルサイト」

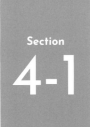

母子・高齢者の健康を守る仕組み・取り組み

Section

4-1

子どもや保護者、妊産婦の健康を守る仕組みや制度

2021 年の出生数は 81 万 1,622 人で前年より約 3 万人も減少し、日本の少子化の進行は深刻さを増しています。一方で、出産年齢の上昇傾向に伴い、妊娠前あるいは妊娠中の糖尿病や高血圧症などの合併症が増加傾向にあります。また、10 代後半の死因の第 1 位は自殺で全体の約半数を占めており、子どものこころの問題は喫緊の課題となっています。

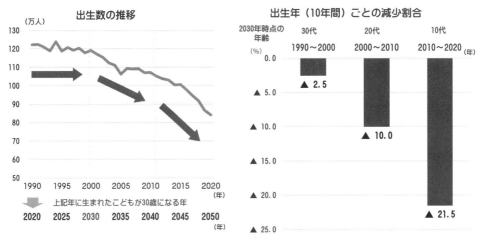

◎こども家庭庁ホームページ「こども・子育て政策の強化について」（試案）P2より

成育過程にある子どもやその保護者、妊産婦の健康を守る「成育基本法」

「成育基本法」※1 は、成育過程にある子どもやその保護者、妊産婦に対して必要な成育医療などを切れ目なく提供する施策を総合的に推進することを目的に、2019 年 12 月に施行されました。同法に基づき 2021 年 2 月に「成育医療等基本方針」※2 が策定され、成育過程にある子どもに対して横断的な視点で総合的な取り組みを推進することが明記されました。2023 年 4 月から、子どもの健やかな成長を社会全体で後押ししていくための政策を推進する「こども家庭庁」が設置されたことなどを受けて、2023 年度〜 2028 年度の 6 年程度を目安として基本方針が変更されました。

※1　正式名称：成育過程にある者及びその保護者並びに妊産婦に対し必要な成育医療等を切れ目なく提供するための施策の総合的な推進に関する法律

※2　正式名称：成育医療等の提供に関する施策の総合的な推進に関する基本的な方針

母子の健康水準を向上させるための「健やか親子21（第２次）」

　2001年にスタートした「健やか親子21」は母子の健康水準を向上させるためのさまざまな取り組みを関係者が一体となって推進する国民運動計画です。21世紀の母子保健の取り組みの方向性と目標や指標を示したもので、2015年度からは第２次が始まっています。

●「健やか親子21（第２次）」の概要

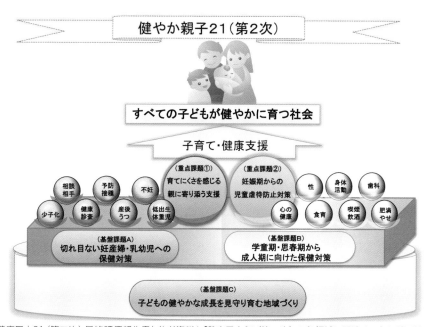

◎厚生労働省「健康日本21（第二次）最終評価報告書」参考資料1「健康日本21（第二次）の各領域に関連する主な計画等の概要」P23より

健全な食生活を実践できる人間を育てるための「第４次食育推進基本計画」

　食育とは、「生きるうえでの基本であり、知育・徳育・体育の基礎となるもので、さまざまな経験を通じて『食』に関する知識と『食』を選択する力を習得し、健全な食生活を実践できる人間を育てること」と定義されます。その食育の推進に関する基本的な方針や目標について定めているのが、食育基本法に基づく食育推進基本計画です。第４次計画（2021年度〜2025年度）では、基本的な方針として３つの重点事項を掲げており、特に母子、妊産婦にとって重要なテーマです。

●第４次食育推進基本計画の基本的な方針の３つの重点事項

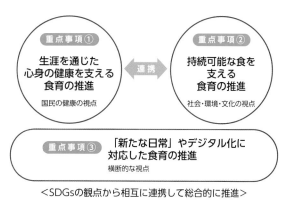

◎農林水産省「第４次食育推進基本計画」啓発リーフレットP19より

・厚生労働省「健康日本21（第二次）最終評価報告書」参考資料1「健康日本21（第二次）の各領域に関連する主な計画等の概要」
・厚生労働省「成育医療等の提供に関する施策の総合的な推進に関する基本的な方針の変更について」
・農林水産省「第４次食育推進基本計画」啓発リーフレット

母子・高齢者の健康を守る仕組み・取り組み

Section 4-2 「フレイル予防」と「認知症対策」で高齢者の健康を守る

「保健事業と介護予防を一体的に実施」して高齢者のフレイル対策を推進

2014 年 6 月、日本老年医学会から「フレイル」が提唱されました。フレイルとは健康な状態と要介護状態の中間の虚弱な状態を指します。フレイルは大きく 3 つの種類に分かれ、1 つ目が運動器の障害で移動機能が低下したり、筋肉が衰えたりする「身体的フレイル」です。2 つ目がパートナーを失ったりすることで引き起こされる、うつ状態や軽度の認知症の状態などの「精神・心理的フレイル」です。3 つ目が加齢に伴って社会とのつながりが希薄化することで生じる、独居や経済的困窮の状態などの「社会的フレイル」です。3 つのフレイルが連鎖すると、老い（自立度の低下）は急速に進みます。一方でフレイルは、「栄養」「身体活動（運動）」「社会参加」という 3 つの予防に取り組むことで進行を緩やかにし、健康に過ごせていた状態に戻すことができるという特徴もあります（健康マスター版 P80 参照）。

高齢者のフレイル対策を推進するため、従来の疾病予防や重症化予防などの保健事業と、住民主体の「通いの場」の利用による生活機能改善などの介護予防を一体的に実施することになりました。2018 年 4 月には後期高齢者を対象とした「高齢者の特性を踏まえた保健事業ガイドライン」が策定され、保健事業に求められるポイントとして、「体重や筋肉量の減少を主因とした低栄養などのフレイルに着目した対策が必要」などが挙げられました。

2019 年に改定された第 2 版には、「高齢者に対する保健事業と地域連携」の具体例が示されています。そして 2020 年 4 月に健康保険法等の一部を改正する法律が施行され、同法に盛り込まれた「高齢者の保健事業と介護予防の一体的な実施」がスタートしました。

● 保健事業と介護予防の一体的実施イメージ

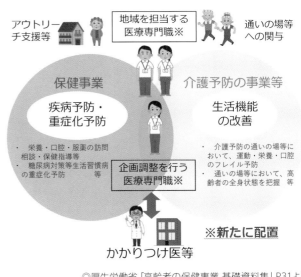

◎厚生労働省「高齢者の保健事業 基礎資料集」P31より

認知症対策は「共生」と「予防」が車（＝対策）の両輪

　現在の認知症対策は、2019年6月に閣議決定された「認知症施策推進大綱」に基づくものです。「共生」と「予防」が車の両輪とされ、認知症になっても、住み慣れた地域で自分らしく暮らし続けられる「共生」を目指し、「認知症バリアフリー」の取り組みや、「共生」の基盤のもとで、通いの場の拡大をはじめとする「認知症予防」の取り組みが進められています（下図参照）。ここでいう予防とは、「認知症にならない」という意味ではなく、「認知症になるのを遅らせる」「認知症になっても進行を緩やかにする」という意味です。

●認知症施策推進大綱による具体的な施策

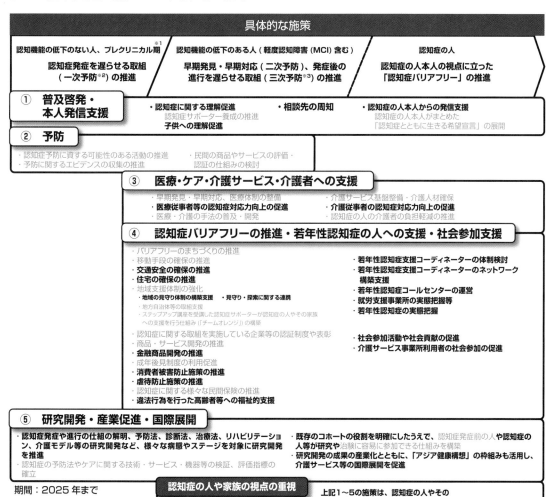

具体的な施策

認知機能の低下のない人、プレクリニカル期※1	認知機能の低下のある人（軽度認知障害（MCI）含む）	認知症の人
認知症発症を遅らせる取組（一次予防※2）の推進	早期発見・早期対応（二次予防）、発症後の進行を遅らせる取組（三次予防※3）の推進	認知症の人本人の視点に立った「認知症バリアフリー」の推進

① 普及啓発・本人発信支援
・認知症に関する理解促進　　・相談先の周知　　・認知症の人本人からの発信支援
　認知症サポーター養成の推進　　　　　　　　　認知症の人本人がまとめた
　子供への理解促進　　　　　　　　　　　　「認知症とともに生きる希望宣言」の展開

② 予防
・認知症予防に資する可能性のある活動の推進　　・民間の商品やサービスの評価・
・予防に関するエビデンスの収集の推進　　　　　　認証の仕組みの検討

③ 医療・ケア・介護サービス・介護者への支援
・早期発見・早期対応、医療体制の整備　　　　・介護サービス基盤整備・介護人材確保
・**医療従事者等の認知症対応力向上の促進**　　・**介護従事者の認知症対応力向上の促進**
・医療・介護の手法の普及・開発　　　　　　　・認知症の人の介護者の負担軽減の推進

④ 認知症バリアフリーの推進・若年性認知症の人への支援・社会参加支援
・バリアフリーのまちづくりの推進
・移動手段の確保の推進　　　　　　　　　　　・**若年性認知症支援コーディネーターの体制検討**
・**交通安全の確保の推進**　　　　　　　　　　・**若年性認知症支援コーディネーターのネットワーク**
・**住宅の確保の推進**　　　　　　　　　　　　　**構築支援**
・地域支援体制の強化　　　　　　　　　　　　・**若年性認知症コールセンターの運営**
　・**地域の見守り体制の構築支援**　・**見守り・探索に関する連携**　・**就労支援事業所の実態把握等**
　・地方自治体等の取組支援　　　　　　　　　　・**若年性認知症の実態把握**
　・ステップアップ講座を受講した認知症サポーターが認知症の人やその家族
　　への支援を行う仕組み（「チームオレンジ」）の構築
・認知症に関する取組を実施している企業等の認証制度や表彰　・**社会参加活動や社会貢献の促進**
・商品・サービス開発の推進　　　　　　　　　　・介護サービス事業所利用者の社会参加の促進
・**金融商品開発の推進**
・成年後見制度の利用促進
・**消費者被害防止施策の推進**
・**虐待防止施策の推進**
・認知症に関する様々な民間保険の推進
・**違法行為を行った高齢者等への福祉的支援**

⑤ 研究開発・産業促進・国際展開
・認知症発症や進行の仕組の解明、予防法、診断法、治療法、リハビリテーショ　・既存のコホートの役割を明確にしたうえで、認知症発症前の人や認知症の
　ン、介護モデル等の研究開発など、様々な病態やステージを対象に研究開発　　人等が研究や治験に容易に参加できる仕組みを構築
　を推進　　　　　　　　　　　　　　　　　　　　・研究開発の成果の産業化とともに、「**アジア健康構想**」の枠組みも活用し、
・認知症の予防法やケアに関する技術・サービス・機器等の検証、評価指標の　　**介護サービス等の国際展開を促進**
　確立

期間：2025年まで　　　　　　**認知症の人や家族の視点の重視**　　上記1〜5の施策は、認知症の人やその
　　　　　　　　　　　　　　　　　　　　　　　　　　　　　　　　家族の意見を踏まえ、立案及び推進する。

青字：新規・拡充施策

※1 症状が出る前の時期 ※2 認知症の発症遅延や発症リスク低減 ※3 重症化予防、機能維持、行動・心理症状の予防・対応

◎認知症施策推進大綱（2019年6月18日認知症施策推進関係閣僚会議決定）（概要）より一部改変

・厚生労働省「高齢者の保健事業 基礎資料集」
・「健康長寿に向けて必要な取り組みとは？ 100歳まで元気、そのカギを握るのはフレイル予防だ」（広報誌「厚生労働」2021年11月号）
・厚生労働省「認知症施策推進大綱」

健康的社会環境づくり

5-1 健康寿命をのばすための現在の取り組み

健康寿命をさらにのばすための取り組み「健康寿命延伸プラン」

2040 年ごろ、高齢者人口がピークを迎える一方で、現役世代は急激に減少します。そのようななかで、社会の活力を維持・向上しつつ、「国民の誰もが、より長く元気に活躍できてすべての世代が安心できる全世代型社会保障」を実現するには、高齢者らが活躍できるような環境整備を進める必要があります。その前提として健康寿命の延伸とそのための病気予防や健康づくりの強化が求められています。健康寿命の延伸を最終目標とする「健康日本 21（第一次・第二次）」が展開されたことなどにより、健康寿命は着実に延伸し、2019 年時点で男性 72.68 歳、女性 75.38 歳となりました（健康マスター版 P17 参照）。　政府は、健康寿命のさらなる延伸に向け、これまでの取り組みに加え、次の 3 分野の取り組みを推進しています。

---

❶**次世代を含めたすべての人の健やかな生活習慣形成**

「栄養サミット 2021」を契機とした食環境づくり／自然に健康になれる環境づくり／健康づくりに取り組む企業・団体を増やす／子育て世代包括支援センターの設置の促進　など

❷**疾病予防・重症化予防**

ナッジ(P76 参照)を活用した健診・がん検診受診勧奨／慢性腎臓病の診療連携体制の全国展開／保険者インセンティブの強化／医学的管理と運動プログラムなどの一体的提供　など

❸**介護予防・フレイル対策、認知症予防**

介護予防のために「通いの場」をさらに拡充／高齢者の保健事業と介護予防の一体的な実施／健康支援型配食サービスの推進／「共生」・「予防」を柱とした認知症施策　など

これらの取り組みは、「健康無関心層も含めた予防・健康づくりの推進」「地域・保険者間の格差の解消」を目指し、健康な食事や運動ができる環境、居場所づくり、社会参加など「自然に健康になれる環境づくり」、行動経済学の仕組みやインセンティブなどの「行動変容を促す仕掛け」といった新たな手法も活用しながら行われています。政府は、これらの施策によって 2040 年までに健康寿命を男女とも 2016 年と比べ 3 年以上のばし、「75 歳以上」にすることを目標としています。

「健康寿命をのばそう」をスローガンにした国民運動「スマート・ライフ・プロジェクト」

スマート・ライフ・プロジェクトとは、「健康寿命をのばそう」をスローガンに、国民全体が人生の最後まで元気に健康で楽しく毎日を送れることを目標とした国民運動のことです。厚生労働省がプロジェクトに参画する企業・団体・自治体と協力・連携して進めており、2023年5月末現在、8,578団体が参画しています。

「健やかな国ニッポン」実現に向けた国民全員の健康づくりをサポートするプロジェクトとして、「運動」「食生活」「禁煙」「健診・検診の受診」の4分野において、具体的なアクションの呼びかけが行われているほか、役立つ健康情報が同プロジェクトのWebサイトなどで発信されています。

◎スマート・ライフ・プロジェクト
https://www.smartlife.mhlw.go.jp/

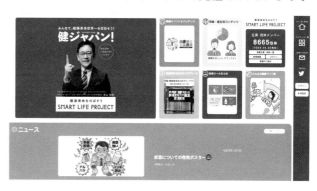

●アクションの呼びかけ例

運動…毎日プラス10分の身体活動
（呼びかけ例：毎日なら、10分のはや歩き。／3曲分、歩きましょう。）

食生活…1日あと70gの野菜をプラス
（呼びかけ例：野菜不足は、あとトマト半分。／温野菜なら、不足70gも食べやすい。）

禁煙…禁煙でタバコの煙をマイナス
（呼びかけ例：たばこは、美しさをこわします。）

健診・検診の受診…健診・検診で定期的な健康チェック
（呼びかけ例：「健診」は皆の毎日の健康を守る最大の武器！）

スマート・ライフ・プロジェクトのWebサイトでは、誰もが健康寿命をのばすための取り組みを実行できるよう、「女性の健康週間 大人の相談室〜女性の更年期障害って？〜」「おうちで +10（プラステン）超リフレッシュ体操」「楽しく学ぼう正しい睡眠 睡眠教室ムービー」などの健康イベントや、「食事バランス教室」「世界禁煙デー」「健康増進普及月間」「生活習慣病を知ろう！」などのコンテンツを掲載しています。

プロジェクトに参画する企業や団体の取り組み事例も紹介され、また、そのなかから他の企業・団体等が比較的手軽に取り組めるアイデアをまとめて紹介しています。

・厚生労働省「第2回 2040年を展望した社会保障・働き方改革本部 資料4「健康寿命延伸プラン」」
・「スマート・ライフ・プロジェクト」ホームページ

Section
5-2 健康格差縮小の取り組み

地域や社会生活状況の違いによる健康格差は存在する

　日常生活を送るために最低限必要な動作（食事、排泄、入浴など）をADL（Activities of Daily Living＝日常生活動作）というのに対し、料理、洗濯、買い物といったADLよりも複雑な日常生活動作をIADL (Instrumental Activities of Daily Living＝手段的日常生活動作)といいます。「日本老年学的評価研究」という研究プロジェクトで10〜20万人規模のデータを分析したところ、個人にとどまらず「まち」の特徴がわかるようになりました。都市と郊外・農村の前期高齢者のIADLを調べた結果、IADL低下者の割合は都市では低く、郊外や農村では高いことや、IADLが低いと認知症や寝たきりになりやすいことがわかりました（下図参照）。日本では、ほかのまちに比べて「認知症になりやすいまち」があるのです。その要因を分析すると、都市に住む人は公共交通機関の利用などで1日に歩く時間が長く、これが健康に寄与している可能性が見えてきました。

　また、別の研究では、死亡したり要介護認定者になる確率と所得との関係について、高所得者に比べて低所得者のほうが死亡したり要介護認定者になりやすく、健康寿命を損ないやすいことがわかりました。さらに、高所得・高学歴者に比べ低所得・低学歴者は1.8倍健康を損ないやすいこともわかりました。住んでいる地域や所得・学歴といった社会経済的な環境要因によっても、従来考えられてきた以上に健康状態に格差があることがわかってきたわけです。このような地域や社会経済状況の違いによる、集団における健康状態の差が「健康格差」です。

●市区町村別にみたIADL低下者割合（前期高齢者）

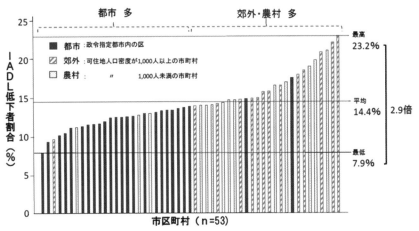

◎JAGES2010-11（加藤清人ほか、2015）より作成
◎明治安田総合研究所「生活福祉研究」健康格差社会への処方箋」P6より

日本では 2000 年から「健康日本 21」（2000 年度〜 2012 年度）、「健康日本 21（第二次）」（2013 年度〜 2023 年度）を開始し、「生活習慣病の発症予防・重症化予防」「社会生活機能の維持・向上」「生活習慣の改善」などが推進され、生活習慣を改善するための教育やキャンペーン、特定健診・特定保健指導なども実施されるようになりました。

しかし、これらの対策だけでは、最終目標である「健康寿命の延伸」にはつながらない恐れがあることがわかってきました。また、日本には地域や社会経済状況の違いによる健康格差が存在するため、そのまま教育やキャンペーン、保健指導などを行っても、健康意識の高い人ほどますます健康になり、健康意識の低い人ほどますます不健康になってしまい、健康格差の拡大につながる恐れがあります。

女性の都道府県間の健康格差が広がっている「健康日本 21（第二次）」

「健康日本 21（第二次）」では、「健康格差の縮小」が上位の目標に掲げられました。そのための具体的な取り組みとして、社会環境の質を向上させることで、そこに暮らす人たちの行動を変えて健康づくりに取り組んでもらい、健康格差の縮小を目指すという考え方が明示されました。

そして「健康寿命の都道府県格差の縮小」を目標に掲げ、取り組みを進めた結果、第二次の期間に男性では格差が縮小し、評価は「A：目標値に達した」となりました。しかし、女性では逆に格差が拡大して「D：悪化した」となり、総合評価は「C：変わらない」となりました（「健康日本21（第二次）最終評価報告書」より）。女性が「悪化」した理由は、健康寿命が最も長い県と短い県が、それぞれ他都道府県と比べて健康寿命が著しく長い・短いことにあり（左図参照）、健康寿命が 2 番目に長い県と 2 番目に短い県の差は短縮しています。

この結果を踏まえ、「健康日本21（第三次）」では「健康格差の縮小」について都道府県の最上位と最下位で比較するのではなく、日常生活に制限のない期間の平均の上位 4 分の 1 の都道府県の平均増加分を、下位 4 分の 1 の都道府県の平均増加分が上回ることを目標としています。

● 健康寿命「日常生活に制限のない期間の平均」
（都道府県別）の最長県と最短県の推移

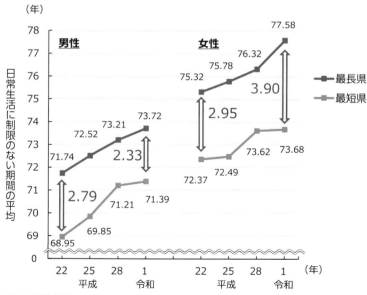

◎厚生労働科学研究「健康寿命及び地域格差の要因分析と健康増進対策の効果検証に関する研究」（研究代表者 辻一郎）、「健康日本 21（第二次）の総合的評価と次期健康づくり運動に向けた研究」（研究代表者 辻一郎）において算出
◎厚生労働省 「健康日本21（第二次）最終評価報告書」P34より

・厚生労働省ホームページ「健康日本 21（第二次）最終評価報告書を公表します」
・明治安田総合研究所「「生活福祉研究」健康格差社会への処方箋」

健康的社会環境づくり

Section 5-3 健康格差が生まれる要因と社会参加の意義

成人期の健康は「ライフコース」の影響を受けている

　WHO（世界保健機関）によれば、健康格差の発生要因として生活習慣に関わる要因は中間的な要因にすぎず、そもそも生活習慣にはそれを生み出す構造的な決定要因があり、社会・経済政策や公共政策、あるいは文化などが、人々の社会経済的な地位（教育、職業、収入）を規定し、それらが行動や住むところを決め、その結果、健康格差が生まれると分析されています（2010年）。

　日本でも、成人期の健康は生活習慣が決定するといわれていますが、実際には職業や収入、結婚しているかどうかなどの社会経済的な要因でも違ってくるという研究があります。たとえば、結婚していない人は結婚している人に比べて4割も骨折が多いという報告もあります。

　また、成人期に太っている人は、小学校のときにすでに太っていた、早食いだった人が多いことや、胎内にいるときの影響が成人期にまで及んでいることもわかってきました。イギリスの研究では、出生時の体重が低いほど、64歳までに糖尿病になるリスクが高いことが明らかにされています。また、ネズミを使った実験では、同じエサを食べても、妊娠期に栄養状態がよかった母ネズミの子に比べ、飢餓状態にさらされた母ネズミの子は太りやすいという結果でした。成人期の健康は、妊娠期から小児期、成人期と続く「ライフコース」の影響を受けているわけです（P15参照）。これは子どもの貧困の問題の重要性も示しています。子どものころの生活を適切に整えることで成人期の健康の礎になるといえます。

●妊娠期から成人期のライフコースの影響経路

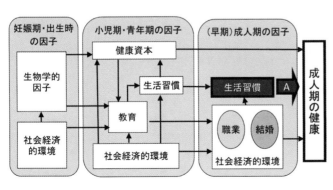

◎監修者（近藤克則）作成（2007年に一部補足）
◎明治安田総合研究所「生活福祉研究」健康格差社会への処方箋P10より

社会参加にはIADLの低下や認知症リスクを抑える効果がある

P46の都市と郊外・農村の前期高齢者のIADL（手段的日常生活動作）を調べた研究では、「社会参加」についても調べています。地域にはラジオ体操やゲートボール、グラウンドゴルフなど、高齢者が参加する多くのスポーツの会があります。そこに、4割近くの人が1週間に1回以上参加している社会参加が活発なまちがある一方、参加している人が1割ほどしかおらず、社会参加が活発ではないまちもあることがわかりました。そして両者を比べると、社会参加が活発なまちは活発ではないまちに比べて、IADL低下者の割合が少ないという結果でした。

IADL以外にもさまざまな疾患などと社会参加の関係が明らかにされています。たとえば、「スポーツの会に1週間に1回以上参加している人が多いまちには、転倒する人が少ない」「1週間に1回以上、趣味の会に参加している人が多いまちは、メンタルヘルスが良好」「さまざまな会に参加している人が多いまちでは、後期高齢者の認知症リスク者が少ない」などです。

なお、スポーツをすればIADLの低下や要介護リスクを抑えられるのは当然に思えますが、スポーツの会に参加している人に比べて1人でスポーツをしている人の要介護リスクは3割ほど高いという研究報告もあり、会への参加、つまり社会参加が重要だといわれています。会に参加すると笑うことが増えるという心理的な効果や、会で役割をもつことによる社会的な効果が指摘されています。

社会参加の効果が明らかになったことから、各自治体による介護予防にも取り入れられ、高齢者の保健事業と介護予防の一体的実施では、「通いの場」が大きな柱の1つになっています。

●スポーツの会への参加とIADL低下

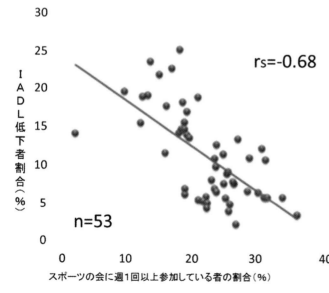

rs=-0.68

n=53

IADL低下者割合（％）

スポーツの会に週1回以上参加している者の割合（％）

◎JAGES2010-11（加藤清人ほか、2015などから作成）
◎明治安田総合研究所「生活福祉研究」健康格差社会への
　処方箋P11より

健康的社会環境づくり

Section 5-4

多様な主体で個人の健康を支える

■ 国、自治体、企業、保険者等の多様な主体が個人の健康を支える

　健康寿命の延伸や健康格差の縮小のためには、個人の行動と健康状態の改善に加えて、個人を取り巻く社会環境の質の向上を図ることが重要とされています。社会環境の質を向上させるには、多様な主体による取り組みを推進しつつ、関係する行政分野との連携も進めていくことが必要とされています。

　「健康日本21（第二次）」の最終評価報告書では、生活習慣に関して設定された目標に達していない項目があり、健康寿命の延伸には、未達分野への取組を強化することが必要と考えられています。それには、行動変容に至っていないと思われる健康無関心層へのアプローチが課題です。健康づくりを行う多様な主体が連携して、健康無関心層が意識しなくても自然に健康になれるよう、社会全体として個人の健康を支え、守る環境やまちづくりが求められているのです。

　同報告書では「健康を支え、守るための社会環境の整備」の5つの目標（下図の①〜⑤）についての評価がされましたが、目標値に達した項目はなく、引き続き今後の課題となります。

● 「健康を支え、守るための社会環境の整備」の目標設定の考え方及び目標項目の評価

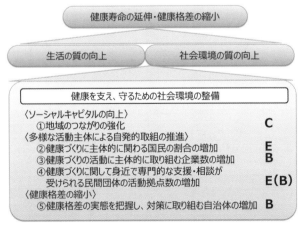

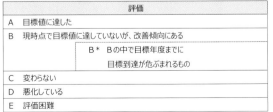

評価		
A	目標値に達した	
B	現時点で目標値に達していないが、改善傾向にある	
		B＊ Bの中で目標年度までに目標到達が危ぶまれるもの
C	変わらない	
D	悪化している	
E	評価困難	

資料：健康日本21（第二次）の推進に関する参考資料に最終評価結果を追記

◎「健康日本21（第二次）最終評価報告書　第3章」より

各省庁、自治体、団体、企業等が連携して取り組む

中央省庁間の連携としては、厚生労働省と経済産業省が「予防・健康づくりに関する大規模実証事業」を実施して健康まちづくりの取り組みを進めています。

また、日本健康会議（P85 参照）、厚生労働省、経済産業省が連携し、各健康保険組合や共済組合の加入者の健康状態や医療費、予防・健康づくりへの取り組み状況などを見える化した「健康スコアリングレポート」は、被用者保険における加入者の予防・健康づくりを企業と連携して効果的に実施できるようにすることがねらいです（P59 参照）。

厚生労働省の「スマート・ライフ・プロジェクト」の参画企業・団体を増やすことも予防・健康づくりにつながると考えられています。そのため同プロジェクトの周知方法の改善や「健康づくりに積極的に取り組むことにより企業のイメージが向上する」といった、参画することによる企業のメリットを発信していくこと、さらにはメディアとの協力等による国民的認知度の向上を通じて、いっそうの国民運動化を図ろうとしています（P45 参照）。

また、事業所、地方自治体、保険者等の多様な主体が参加し、国民全体の健康づくりの取り組みを各地域においていっそう推進することも重要です。そのためには、経済産業省の「健康経営の取組」や、スポーツ庁の「FUN+WALK PROJECT」、厚生労働省の「健康寿命をのばそう！アワード」の受賞事例、厚生労働科学研究による「ソーシャルキャピタルを育てる・活かす！地域の健康づくり実践マニュアル」などで紹介されている好事例を広めること等を通じて、予防・健康づくりを社会全体で推進していくことも考えられます。

都道府県・市町村レベルでの健康格差の確かな要因については、さらなる研究が必要という段階です。ただし、生活習慣の改善が健康寿命の延伸につながることは明らかなため、都道府県・市町村においても、住民の生活習慣の改善を目指し、社会全体で予防・健康づくりを進める環境を整えていくことが大切です。

ACTION! 健康経営

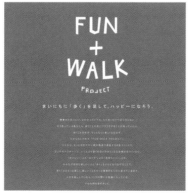

FUN+WALK

健康寿命をのばそう！アワード

Section

5-5 ソーシャル・キャピタル 自然に健康になれる環境づくりの重要性

社会とのつながりによる健康づくり

　人の健康状態は、その人を取り巻く社会環境の影響を受けることがわかってきました。具体的には就労、ボランティア、「通いの場」といった居場所や社会参加などの状況が、人の健康に影響を与えるとされています。また、健康な地域の背景には「いいコミュニティ」があるとも指摘されています。こうした地域に根ざした信頼や社会規範、ネットワークといった社会関係資本、いわば「人のつながり」を意味するソーシャル・キャピタルの形成を促すことが健康づくりにつながると考えられるようになりました。そこで、「健康日本21（第三次）」では、次のようなソーシャル・キャピタルに関する目標が設定されました。

●地域の人々とのつながりが強いと思う者の増加

　社会的なつながりをもつことは、精神的健康、身体的健康、生活習慣、死亡リスクなど、健康状態に対してよい影響を与えます。地域とのつながりが豊かな人はさまざまな人との交流や社会活動に参加するきっかけが増えることなどから、健康状態がよいとされています。

●社会活動を行っている者の増加

　社会的なつながりによって、喫煙や過度な飲酒、肥満などのリスクを下げることが明らかにされています。社会活動への参加は社会とつながる手段であり、地域コミュニティーとの関わりが希薄化している現代に社会活動への参加を促すことは、健康づくり対策として重要です。健康目的に特化しないさまざまな社会活動への参加も、結果として健康増進につながることがわかってきており、就学・就労を含め、科学的な根拠が確立している社会活動への参加の推進が求められています。これは高齢者も同様で、高齢者を対象とした研究では年数回の社会参加でも死亡リスクや要介護リスクが低下するという報告があります。

●地域等で共食している者の増加

　小中学生が家族と共食する頻度の多さと健康的な食品の摂取頻度および良好な精神の健康状態には正の関連が報告されています。また、独居高齢者では、友人など誰かと一緒に食事をする頻度が多いと、肉や緑黄色野菜などの摂取頻度が高いことがわかっています。近年、1人暮らしや1人親世帯など、家庭環境や生活の多様化で、家族との共食が困難な人も増えていることから、地域などで共食している人を増やすことが目標に設定されました。

自然に健康になれる環境づくり

国民全体の健康寿命の延伸には、健康に関心の薄い者を含む、幅広い者に対してアプローチを行うことが重要となります。そのためには、一人ひとりが無理なく自然な健康行動をとることができるような環境整備を行う必要があります。すでに一部の地域・分野では「自然に健康になれる環境づくり」が進んでいますが、今後さらなる促進が求められています。

そこで、「健康日本21（第三次）」では栄養・食生活、身体活動・運動、喫煙などで「自然に健康になれる環境づくり」のための目標が設定されています。

●「健康的で持続可能な食環境づくりのための戦略的イニシアチブ」の推進

健康的で持続可能な食環境づくりの推進は、「東京栄養サミット2021」の成果文書における日本政府コミットメントとして表明されています。こうした食環境づくりを全国各地で効果的に進めるために、国と都道府県の地域特性を踏まえた取り組みを相補的・相乗的に展開していくことが重要です。

●「居心地が良く歩きたくなる」まちなかづくりに取り組む市町村数の増加

健康づくり対策を進めるには、地方自治体が、住民が身体活動・運動に取り組みやすいまちづくりに積極的に取り組んでいくことが重要です。

2020年6月に都市再生特別措置法が改正され、市町村は、都市再生整備計画に「居心地が良く歩きたくなる」まちなかづくりに取り組む区域を設定できるようになりました。道路や公園、広場等の整備や修復・利活用、滞在環境の向上に資する取組等を推進することが期待されます。

●望まない受動喫煙の機会を有する者の減少

受動喫煙によって肺がんや虚血性心疾患、脳卒中、乳幼児突然死症候群などのリスクが上昇することが報告されています。改正健康増進法（2020年4月1日全面施行）では、学校・病院・児童福祉施設等、行政機関（第一種施設）は敷地内禁煙、第一種施設以外の多数の人が利用する施設（第二種施設）等は原則屋内禁煙とされました。これらを背景に、受動喫煙防止を一層進めるために、この目標が設定されます。

●歩道の多い地域では認知症リスクが半減

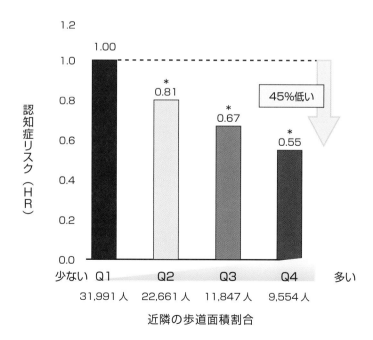

認知症リスク（HR）

- Q1 少ない 1.00
- Q2 0.81 *
- Q3 0.67 *
- Q4 0.55 *
- 多い

45%低い

近隣の歩道面積割合

	Q1	Q2	Q3	Q4
	31,991人	22,661人	11,847人	9,554人

◎東京医科歯科大学 国際健康推進医学分野 谷友香子 調べ（JAGES Press Release No: 260-20-51）より

健康的社会環境づくり

Section

5-6 誰もがアクセスできる 健康増進のための基盤整備

様々な主体による健康づくりのためのインフラ整備

　健康寿命の延伸を目指す健康づくりを進めるためには、保健・医療・福祉等へのアクセスが確保されていることに加え、様々な健康増進のための基盤の整備が必要です。近年、自治体をはじめ、企業や民間団体など、様々な主体による健康づくりが広まっており、今後、さらに推進されることが望まれます。また、個人による健康づくりの後押しのためには、PHR（Personal Health Record＝パーソナルヘルスレコード、P94 参照）をはじめとする自らの健康情報を入手できるインフラの整備や、科学的な根拠に基づく情報を入手・活用できる基盤の構築や周知啓発が求められています。

「健康日本 21（第三次）」における目標設定

　「健康日本 21（第三次）」では、様々な主体が健康づくりのための環境整備を自発的に行うために次のような目標が設定されています。

●スマート・ライフ・プロジェクト活動企業・団体数の増加

　スマート・ライフ・プロジェクトは、「健康日本 21（第二次）」においては累計登録企業・団体数を指標にしており、その目標を達成しましたが、登録だけでなく、積極的に健康づくりの活動を行う企業・団体数を増加させることが必要です。そこで「健康日本 21（第三次）」では、参画し活動している企業・団体数を増やすことを目標にします。

指標	スマート・ライフ・プロジェクトへ参画し活動している企業・団体数
データソース	健康課による把握（厚生労働省ウェブサイトにおいて公表予定）
ベースライン値	2024 年度の値を採用予定
目標値	1,500 団体（2032 年度）

●健康経営の推進

　「健康経営」とは、従業員の健康管理を経営的な視点で考え、戦略的に実践することです。従業員に対する健康づくりを行うことで、国民の健康寿命延伸だけでなく、従業員の活力向上や生産性の向上など、組織の活性化、業績向上や株価上昇にもつながります。地方公共団体が企業と連携した取り組みを進めることで、地域全体でより効果的・効率的な健康づくりを進めることができます。

指標	保険者とともに健康経営に取り組む企業数
データソース	日本健康会議「健康づくりに取り組む５つの実行宣言」宣言達成状況（宣言３の目標達成状況） 日本健康会議 2025（宣言３）…大規模法人においては次の❶、中小規模法人においては次の❷について行われていること。❶健康経営優良法人の認定基準を満たすこと。この際、健康経営の発展に資する取り組みを積極的に実施すること。❷健康経営優良法人の認定基準を満たすこと。または、保険者や商工会議所、自治体等のサポートを得て健康宣言に取り組むこと。
ベースライン値	2024 年宣言達成状況を採用予定
目標値	10 万社（2025 年度）※日本健康会議での動向等を踏まえ更新予定

●利用者に応じた食事提供をしている特定給食施設の増加

　職場で提供される食事や栄養管理の改善が、野菜や果物の摂取量の増加、食事の改善、肥満などの健康状態の改善に寄与することが報告されています。健康増進法に基づき、１回 100 食以上または１日 250 食以上の食事を供給する給食施設を特定給食施設といいます。これらの施設で提供される給食の改善が図られれば、利用者の健康の維持・増進につながることが期待されます。

指標	管理栄養士・栄養士を配置している施設（病院、介護老人保健施設、介護医療院を除く。）の割合
データソース	衛生行政報告例
ベースライン値	2024 年度衛生行政報告例予定
目標値	75％（2032 年度）

●必要な産業保健サービスを提供している事業場の増加

　事業者には法令で定められた健康確保措置だけでなく、それぞれの事業場の特性によって優先的に対応すべき健康課題を検討し、必要な産業保健サービスを行うことが求められることから、目標として設定されています。

指標	各事業場において必要な産業保健サービスを提供している事業場の割合
データソース	労働安全衛生調査（実態調査）
ベースライン値	2024 年度：2024 年労働安全衛生調査（実態調査）予定
目標値	80％（2027 年度）※労働災害防止計画の見直し等を踏まえて更新予定

・厚生労働省「健康日本 21（第三次）推進のための説明資料」
・厚生労働省「健康日本 21（第二次）最終評価報告書　第３章」

データヘルス計画

Section 6-1 国民の健康寿命の延伸を図るための切り札「データヘルス計画」

データヘルス計画は、国民の健康寿命の延伸を図るための新たな仕組みです。この計画が国民皆保険制度に導入されたのは、保険者がレセプト等の健康・医療情報を持っていることや、加入者の疾病予防が医療資源の最適化に資するメリットがあることに加え、すべての国民をカバーし得る仕組みにできるからです。

政府の「日本再興戦略（2013年）」を受けて、厚生労働省は2014年3月に保健事業指針の一部を改正し、「すべての健保組合（国保等も同様）は、健康・医療情報を活用してPDCAサイクル（Plan〈計画〉→ Do〈実施〉→ Check〈評価〉→ Act〈改善〉）に沿った効果的かつ効率的な保健事業の実施を図るため、保健事業の実施計画（データヘルス計画）を策定し、実施する」としました。データを活用して効果的・効率的にアプローチし、事業の実効性を高めていく。これがデータを活用した予防・健康づくり（データヘルス）の特長です。

保険者データヘルスの背景

データヘルス計画の背景には、“治療から予防へ”という政策の潮流があります。潮目となったのは、2005年の政府・与党医療改革協議会「医療制度改革大綱」により、予防を重視する保健医療体系への転換が掲げられたことです。関連法改正を経て、2008年4月から特定健康診査制度が始まり、従来のレセプトデータに加えて、全国の特定健診・標準的質問票データと特定保健指導データの電子的標準化が実現しました。このような情報基盤の整備を踏まえ、データヘルス計画は医療保険者が実施主体となり、2015年度から第1期計画（2017年度までの3か年）がスタートし、現在、2018年度からの第2期計画（2023年度までの6か年）が実施されています。

●データヘルスに関連する政策の潮流

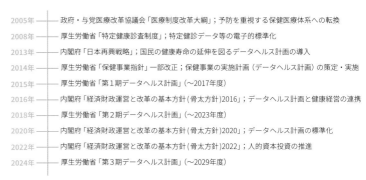

2005年	政府・与党医療改革協議会「医療制度改革大綱」；予防を重視する保健医療体系への転換
2008年	厚生労働省「特定健康診査制度」；特定健診データ等の電子的標準化
2013年	内閣府「日本再興戦略」；国民の健康寿命の延伸を図るデータヘルス計画の導入
2014年	厚生労働省「保健事業指針」一部改正；保健事業の実施計画（データヘルス計画）の策定・実施
2015年	厚生労働省「第1期データヘルス計画」（～2017年度）
2016年	内閣府「経済財政運営と改革の基本方針（骨太方針）2016」；データヘルス計画と健康経営の連携
2018年	厚生労働省「第2期データヘルス計画」（～2023年度）
2020年	内閣府「経済財政運営と改革の基本方針（骨太方針）2020」；データヘルス計画の標準化
2022年	内閣府「経済財政運営と改革の基本方針（骨太方針）2022」；人的資本投資の推進
2024年	厚生労働省「第3期データヘルス計画」（～2029年度）

◎厚生労働省保険局「データヘルス計画作成の手引き（第3期改訂版）」P5より

なぜデータを活用した予防・健康づくりが必要か？

雇用の流動化やコミュニティの脆弱化といった社会構造の変化が進み、一様の政策では国民に必要なサービスが届きにくい時代になっています。長寿社会における国民の生活様式や価値観の多様性のなかで、国民の健康課題を解決するには、データを活用して加入者の特性に応じた働きかけが必要です。また、地域や職場（業種・業態）によっても健康課題は異なることがわかっており、それぞれの保険者における健康状況や生活習慣、働き方をデータから把握することが対策の検討につながります。データヘルス計画の策定でも、データで捉えた加入者や地域・職場の特性を踏まえた設計がポイントになります。

人的資本経営との協創は持続可能な長寿社会構築の鍵

データヘルス計画の展開を見通すうえで重要な要素の１つに、企業による「人的資本投資」を推進する動向があります。政府は少子高齢化の進展や潜在成長率の停滞等を踏まえて、「経済財政運営と改革の基本方針（骨太方針）2022」により人への投資を重視する政策を掲げました。従来から進められている健康経営は人的資本経営の重要な要素の１つとして位置づけられ、2023年1月「企業内容等の開示に関する内閣府令」の一部改正により、有価証券報告書を発行する約4,000社の企業を対象に3月決算期から人的資本に関する情報開示が義務化されました。健康経営を進める企業では、すでにデータヘルス計画から社員の健康状況や健康投資の状況を把握し、サステナビリティレポート等を通して開示しているケースもあり、今後の企業経営においてデータヘルス計画の活用が進むと考えられます。

健保組合等によるデータヘルス計画は、働き盛り世代がやりがいを持って仕事をし、生き生きと人生を送ることができる長寿社会を築く大切な基盤なのです。

●長寿社会のプラットフォームの役割を持つデータヘルス計画

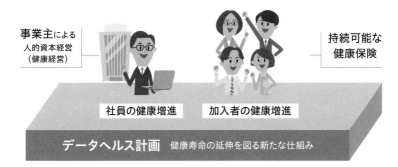

事業主による
人的資本経営
（健康経営）

持続可能な
健康保険

社員の健康増進　　加入者の健康増進

データヘルス計画 健康寿命の延伸を図る新たな仕組み

■事業主との連携は最優先課題であり、事業主にとって有用な職場の健康課題や保健事業の実績について
　データヘルス計画から共有します。
■データヘルス計画の標準化で健康保険における「成長と分配」が進めば、保険者機能の発揮や民間事業者
　の成長による働き盛り世代の健康課題の解決につながります。

◎厚生労働省保険局「データヘルス計画作成の手引き（第3期改訂版）」P7より

データヘルス計画

Section
6-2

「データヘルス計画」の進め方

第3期データヘルス計画の PDCA サイクル

● **Plan（計画）**…第2期計画の振り返りとデータ分析によって現状を把握し、自健保組合の健康課題に応じた保健事業を設計します。事業目標の達成の成否を測るための評価指標として、事業の実施量を測るアウトプット指標と、事業の成果を測り、健康課題の解決につながるアウトカム指標を設定します。医療費のような長期的な指標だけでなく、保健事業の結果を把握しやすい短期的な指標を意識して設定します。また、2020年度から示されている健保組合の「共通の評価指標」も参考になります。保健事業は、一部の高リスク者だけを対象としたハイリスクアプローチだけではなく、職場の環境整備にもつながるポピュレーションアプローチを組み合わせることで相乗効果が生まれます。加入者全体に網をかける資源の配分が大切です。

● **Do（実施）**…健康課題を解決するために設計した保健事業を実施します。自身の健康は二の次になりがちな働き盛り世代には、事業主と連携した働きかけで実効性が上がります。また、保健事業の対象は、患者に至らない「未病者」を含む加入者全体であり、被保険者本人に関しては、労働生産性向上の視点を意識した実践も重要です。

● **Check（評価）**…評価に当たっては、計画策定時に設定した評価指標で目標達成や進捗を確認します。これまでは、評価指標の未設定などが原因となって評価が難しいという健保組合もありました。評価指標を明確に定義することや、評価に必要なデータを集める方法を決めておくことも重要です。定量的な評価を想定しますが、数字を確認するだけではなく、目標達成の成否の背景（成功要因・阻害要因）を探り、次の一手を考察することが重要です。

● **Act（改善）**…第3期計画の評価結果に基づき、次期計画で見直しを図ります。健康課題を解決するために事業の構成が適していたかを確認し、改めて健康課題の解決に向けた事業の内容を考えます。これまで健保組合や事業主が実施してきた取組みを見直し、活用する視点も重要です。また、事業の方法は毎年の PDCA サイクルの中で見直しやすいものの、体制については短期での見直しは難しいため、計画の中間/期末は体制整備を進めるチャンスです。

「データヘルス・ポータルサイト」の活用

　健保組合によるデータヘルス計画の標準化の基盤となる「データヘルス・ポータルサイト」は、2016年に厚生労働省の補助事業として東京大学が開発しました。2017年の試行利用を経て、第2期データヘルス計画が始まった2018年以降は、全国の健保組合で活用されています。2022年7月に東京大学から社会保険診療報酬支払基金に移管され、今後は厚生労働省、健康保険組合連合会、東京大学との協創のもとでデータヘルス計画に関する分析や保険者への情報提供が行われる予定です。

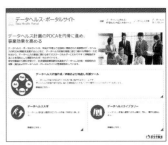

◎データヘルス・ポータルサイト
https://datahealth-portal.jp/

コラボヘルスを進めるツール「健康スコアリングレポート」

　コラボヘルスとは、健保組合と事業主が積極的に連携し、明確な役割分担と良好な職場環境のもと、加入者である従業員と家族の予防・健康づくりを効果的・効率的に実行することです。そのためには職場の健康状況及び生活習慣の状況を分析し、その分析結果を健保組合及び事業主が同じ場で共有し、健康課題と課題解決の必要性について事業主の理解を得ることが前提となります。

　そのきっかけとして、加入者の健康状況や医療費、予防・健康づくりへの取組み状況等について、全健保組合平均や業態平均と比較して、自健保組合や各事業所の立ち位置を把握することができるツールである健康スコアリングレポートの活用が有効です。

●健康スコアリングレポートの活用方法

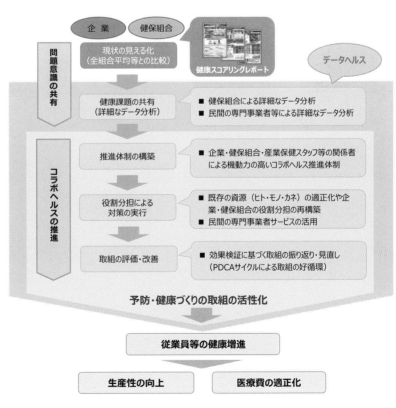

◎厚生労働省・日本健康会議・経済産業省「健康スコアリング活用ガイドライン2022年度版
（2021年度実績分）より

KNOW

ヘルスケア
リーダーが
実務に
活かせる
知識・ノウハウ

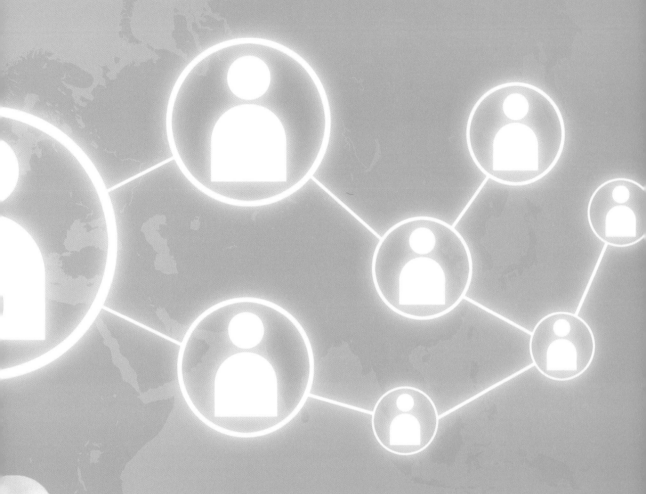

Section

1-1

ヘルスリテラシーと
健康習慣、健康経営の関係

ヘルスリテラシーは多くの生活習慣に影響を及ぼしている

ヘルスリテラシー（健康マスター版P20参照）は、世界的に進行している健康格差への処方箋として注目されています。

日本でも、所得が低いと喫煙率、死亡率、肥満の有病率が高いなど、社会経済的要因と健康格差の相関性が明らかになっています。

ヘルスリテラシーと生活習慣の関連を調べた調査では、栄養バランスを考える、夕食時間、運動習慣、労働時間、自覚的ストレスなど、多くの項目でヘルスリテラシーが高いほうが良好な生活習慣を実践していることがわかっており、ヘルスリテラシーと生活習慣の相関関係が認められます。

●ヘルスリテラシーと生活習慣の関連

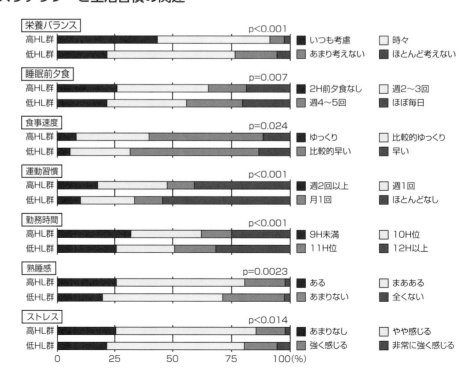

◎福田洋「健康経営とヘルスリテラシー」より

健康経営でも求められる組織的なヘルスリテラシーの向上

企業においても、経営者から一般社員にいたるまでヘルスリテラシーを組織的に向上させることが重要です。優良な健康経営の取り組みや状態を"見える化"した「健康経営銘柄」「健康経営優良法人」（P84 参照）の認定基準となる「健康経営度調査」でも、「ヘルスリテラシーの向上」の評価項目は当初から盛り込まれています。全社的なヘルスリテラシーの向上は、経営層のヘルスポリシー制定、健康診断の受診と活用、健康増進、生活習慣病予防対策、メンタルヘルス対策など、すべての健康経営施策や従業員全体の健康行動、生活習慣改善につながり、ある意味ではそれが健康・健全な企業文化醸成のベースとなります。

●「健康経営度調査」（2023 年度）におけるヘルスリテラシーの質問概要

・管理職に対して、従業員の健康保持・増進施策に関する教育をどのようなタイミングや頻度で行っていますか。
【教育内容】
1 健康に配慮した職場環境づくり／ 2 部下のヘルスリテラシーの向上／ 3 部下のメンタルヘルスの保持・増進／ 4 部下の健康保持・増進による生産性の向上／ 5 事故（転倒、腰痛含む）発生予防／ 6 その他

・従業員の健康意識の向上を図るために、健康保持・増進に関する教育をどのように行っていますか。
【教育内容】
1 メンタルヘルス／ 2 がんの予防／ 3 運動奨励／ 4 食生活・栄養／ 5 睡眠／ 6 片頭痛・頭痛／ 7 肩こり・腰痛／ 8 目の健康（ドライアイ等）9 歯と口の健康／ 10 メタボ対策／ 11 感染症対策／ 12 転倒予防／ 13 その他

◎経済産業省「2023年度 健康経営度調査」より

人的資本の観点からも健康経営の1つの目的は、自己健康管理能力、生産性が高い人材育成であり、組織全体のヘルスリテラシーを高めることで健康経営が強化され、社員、企業、ひいては社会の持続性につながると考えられます。

●ヘルスリテラシー起点での企業、地域施策の関係構造

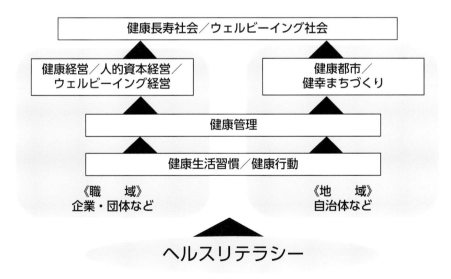

職場でヘルスリテラシーを高める5つのポイント

従業員のヘルスリテラシーを高めるには次の5つのポイントを実践することが重要です。

❶ヘルスリテラシーを「知る」

個人によってヘルスリテラシーに対する理解度やそのレベルが大きく異なる可能性があるため、ヘルスリテラシー尺度を活用して従業員全体のヘルスリテラシーレベルを把握します。

●職場で使いやすいヘルスリテラシー尺度

あなたは、もし必要になったら、病気や健康に関連した情報を自分自身で探したり利用したりすることができると思いますか。

【選択肢：1（まったくそう思わない）、2（あまりそう思わない）、3（どちらでもない）、4（まあそう思う）、5（強くそう思う）】

1）新聞、本、テレビ、インターネットなど、いろいろな情報源から情報を集められる（情報収集力）。
2）たくさんある情報の中から、自分の求める情報を選び出せる（情報選択力）。
3）情報を理解し、人に伝えることができる（情報伝達力）。
4）情報がどの程度信頼できるかを判断できる（情報判断力）。
5）情報をもとに健康改善のための計画や行動を決めることができる（自己決定力）。

⇒5項目の平均を尺度得点とする。

◎Ishikawa H.et al. Developing a measure of communicative and critical health literacy-a pilot study of Japanese office workers. Health Promotion International 23 (3) :269-274.2008より

❷ヘルスリテラシーに「合わせる」

❶を踏まえ、ヘルスリテラシーのレベルや健康への関心度などに応じ情報提供やコミュニケーションの仕方を工夫します。ヘルスリテラシーが不十分な従業員には、社内セミナーやオンライン講座などで平易な言葉で説明したり、図を用いたり、説明内容の復唱を求めたりすることが有効です。

❸ヘルスリテラシーのハードルを「下げる」

ヘルスリテラシーが高くなくても理解できるような健康情報を発信します。教育媒体に写真やマンガを入れるなどの工夫をすることで、多くの従業員が理解しやすくなります。

また、あるメーカーの社員食堂でヘルシーメニューを提供し、カロリーや栄養素なども確認できるようにして、自然とヘルスリテラシーが上がるように工夫した企業があります。そこでは、「栄養バランスを考えている社員」が41.1%（1998年）から74.0%（2018年）に増加しました。

❹ヘルスリテラシーを「高める」

❶～❸の取り組みを十分に行ったら、従来の情報提供型健康教育だけでなく、インターネットを活用し、医療・健康専門職と双方向で、健康情報の確認、健康情報の検索手法、医療専門職とのコミュニケーションのとり方、簡単にだまされないメディアリテラシー・ノウハウなどについてのやりとりを行える場や仕組みの導入を検討します。

また、ヘルスリテラシーを高めるには、いわゆる「健康教育／健康学習／健康啓発」の機会を設ける必要があります。日本医師会が監修協力し、文部科学省ほか、さまざまな健康関連機関や自治体が後援している「日本健康マスター検定」（P108 参照）を受検することも、企業社員や個人のヘルスリテラシーを直接高める効果的な方法となり、すでに健康経営を推進する多くの企業で取り入れられています。

❺ヘルスリテラシーを「広める」

従業員個人が健康になるだけでなく、職場が組織として健康になるよう、ヘルスリテラシーの高い従業員がキーパーソンとなり、周囲の従業員にヘルスリテラシーを広めることも重要です。

常勤保健師が旗振り役となって、会社の健康増進部門と労働組合が協同して運動会などのイベントを企画するなど、経営層や労働組合を巻き込んで 15 年にわたって「広める」活動をしてきた設計コンサルタントの企業では、毎年従業員全体のヘルスリテラシーが上昇し、生活習慣も改善されています。

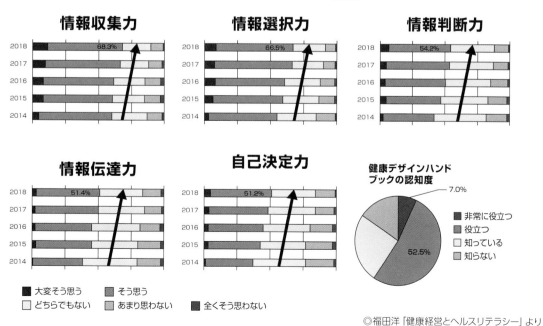

●職域のヘルスプロモーションによるヘルスリテラシーの変化

◎福田洋「健康経営とヘルスリテラシー」より

・福田洋「ヘルスリテラシー〜健康教育の新しいキーワード」
・福田洋「健康経営とヘルスリテラシー」

Section 1-2

健康生活を育む戦略「ヘルスプロモーション」

健康的な公共政策や健康を支援する環境づくりを重視

　ヘルスプロモーションは、新しい健康観に基づく21世紀の健康戦略です。WHO（世界保健機関）が1986年にオタワ憲章で提唱し、2005年にバンコク憲章で再提唱したもので、「人々が自らの健康をコントロールし、健康を改善することができるようにするプロセス（方法）」と定義されます。さらにオタワ憲章では、健康は生きる目的ではなく、毎日の生活のための資源であること、単なる肉体的な能力以上の積極的な概念であることが述べられています。

●ヘルスプロモーションの5つの活動

> **(1) 健康的な公共政策づくり**
> ヘルスプロモーションの政策は、立法、財政、税制、組織改革などの相互補完的なアプローチを結び合わせることになります。
> **(2) 健康を支援する環境づくり**
> 自然環境、家庭環境、職場環境、学校環境、地域環境などあらゆる環境を想定。環境に働きかけることによって、個人の健康づくりを支援します。
> **(3) 地域活動の強化**
> 地域のコミュニティー活動を活性化させ、主体的な活動を促すことが健康づくり成功の鍵になります。
> **(4) 個人技術の開発**
> 健康のための情報や教育を提供し、生活技術を高めることを通じ、個人や社会の発展を支援することになります。
> **(5) ヘルスサービスの方向転換**
> これまでの保健サービスをヘルスプロモーションの理念に沿った方向へ転換させることです。

　健康行動を促すには、個人に直接アプローチするだけでなく、人々を取り巻く社会環境の改善や、そのための法規制の整備にも取り組むことが必要な場合があります。ヘルスプロモーションはこの点に注目し、健康的な公共政策や健康を支援する環境づくりを重視しています。

　ヘルスプロモーション活動を図で示すとP67上の図のようになります。「真の自由と幸福」に向けて、「健康」という大きな玉を押し上げ、健康づくりに取り組むイメージです。

　玉（健康）を押し上げるには、その人個人が健康に関する知識や技術を身につけ、ヘルスリテラシーを高め実践する「健康生活の習慣づくり」が求められます。

一方で、すべての人が同じヘルスリテラシーや能力をもっているわけではないので、坂道を緩やかにして、力のない人でも玉を押し上げられるようにする必要があります。この坂道を緩やかにすることが「健康生活の環境づくり」に相当します。

これらを統合し、社会のあらゆる場で健康を育むための政策・環境・活動・スキルなどを開発・推進することがヘルスプロモーション活動の目的となります。

●ヘルスプロモーション活動の概念図

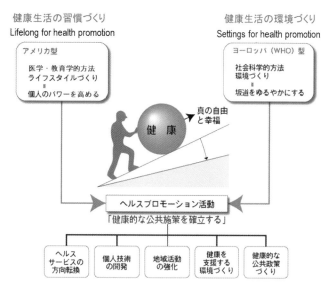

「島内憲夫1987年/島内憲夫・高村美奈子2011年（改編）/島内憲夫・鈴木美奈子2018・2019年（改編）」
◎日本ヘルスプロモーション学会ホームページより

●自治体・企業等と協働した地域レベルでの減塩戦略例（にいがた減塩ルネッサンス運動）

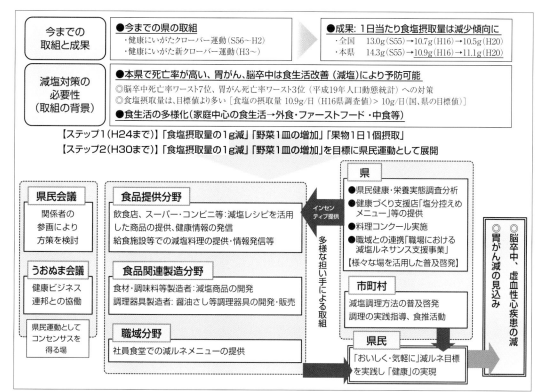

◎村山伸子「自治体・企業等と協働した地域レベルでの減塩戦略－にいがた減塩ルネッサンス運動」（「月刊地域医学vol.30」2016年3月号）より

・日本ヘルスプロモーション学会ホームページ
・村山伸子「自治体・企業等と協働した地域レベルでの減塩戦略－にいがた減塩ルネッサンス運動」（「月刊地域医学 vol.30」2016年3月号）
・新潟県福祉保健部「健康立県プロモーション事業～新たな県民運動の展開～」

Section 1-3 行動変容につなげてこその「ヘルスコミュニケーション」

行動変容につながる健康情報をわかりやすく伝える方法

　ヘルスコミュニケーションとは、広義では健康・医療に関するコミュニケーションのことですが、健康・医療の専門家が、個人やコミュニティーに対して、わかりやすく情報を提供するために、対象に合わせたコミュニケーションの専門的な知識や技術を使うことです。たとえば、欧米の研究では、医師と患者間で、患者目線のコミュニケーションがとれていれば、診療後の患者満足度、情報の理解などの中短期的効果のほか、血圧・血糖値などの改善、生活の質の向上といった効果があることも示されています。

　米国保健社会福祉省の定義では「個人やコミュニティーが健康のために意思決定できるよう、情報を提供したり影響を与えるコミュニケーション方法の研究とその活用」としています。ここでの「影響を与える」は「行動変容を促す」という意味ももつことから、ヘルスコミュニケーションは「意思決定に役立ち、行動変容につながる健康情報をわかりやすく伝える方法」ともいえます。

　ヘルスコミュニケーションには、医師と患者、対面の保健指導というような、人対人のコミュニケーションだけでなく、ポスターやパンフレット、インターネットなどのツールを利用したコミュニケーションもあります。コミュニケーションがうまくとれれば、適切な情報の受け取りや行動変容につながる可能性があります。

　しかし、健康・医療情報は、医療の専門用語や統計用語（生存率、罹患率など）などが含まれ、多くの人にとって正確に理解することは難しく、これをそのまま提供してしまうと、情報を提供する側からの情報の「一方通行」になって、相手の意思決定や行動変容にまでつながらない恐れがあります。

行動変容につながる4段階

　社会心理学者のW.Jマクガイアによると、行動変容に至るコミュニケーションには4つの段階があり、すべてクリアして初めて、相手は発信者のメッセージに沿った行動をとるようになるとのことです。

● コミュニケーションによって行動変容するまでのプロセス

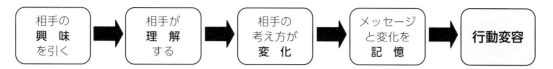

| 相手の **興味** を引く | → | 相手が **理解** する | → | 相手の 考え方が **変化** | → | メッセージ と変化を **記憶** | → | **行動変容** |

　また、行動変容につながるコミュニケーションのためには、相反する「直感的で速い思考（システム1）」と「論理的で遅い思考（システム2）」のうち、システム1の直感的で速い思考に訴えることが重要だといわれています。これは心理学の二重過程理論の考え方で、直感的で速い思考は一度動くと止められません。一方、論理的で遅い思考は論理的・統計的で、ゆっくり動きます。

　相手に健康行動を身につけてもらいたいときのコミュニケーションでは、直感的で速い思考に訴えかけたほうが、瞬時の判断やその後の行動に与える影響がより大きいと考えられているのです。

行動変容を促すための10原則「お薬、シメジのシチュウ」

　これらの理論などに基づき、健康づくりに向けた行動変容を促すコミュニケーションのために、東京大学大学院医療コミュニケーション学分野准教授の奥原剛氏が考案したのが「人を動かす10原則」で、多くの健康保険組合や産業保健の担当者がヘルスコミュニケーションに活用しています。頭文字を並べ、「お薬、シメジのシチュウ」と呼ばれています。

人を動かす10原則 ──「お薬、シメジのシチュウ」

オ　驚きを与える

普段から健康や医療に関心をもっている人は少なく、健康情報には「相手は興味を示さない」ことを前提に、こちらから工夫して相手の興味を引くようにします。

ク　クイズを使う

人はわからないことに興味を引かれ、わからないことを考えると記憶に残りやすいといわれています。「相手にどんな疑問をもってもらうか」が大事です。

ス　数字を使う

人は他人の意見や行動に影響を受けやすく、人々の評価や行動を示した「数字」は強力な説得力があると考えられています。

リ　ストーリーを使う

伝えたいことやデータをそのまま示すだけでなく、「誰が」「何をして」「何が起きて」といったストーリーにすると記憶に残りやすくなります。体験談はその一例です。

シ　視覚的・具体的に伝える

数字やグラフはそのままでは多くの人にとって外国語のようなもの。言語と視覚の両方に訴えかけ、媒体作成時にはイラストや写真、そして比喩を交えたコピーなどで具体的に伝えます。

| メ | メリット・デメリットで感情に訴える |

人は感情で動くことがあり、感情を刺激する情報は記憶に残りやすいといわれています。行動するメリットや行動しないデメリットなどを具体的に伝えます。

| ジ | 情報量を絞る |

専門家や関心が高い人からの発信は情報量が多くなりがちですが、あれもこれも入れ込むと、受け手にとっては逆に「何も入ってこない」ことになりかねません。

| シ | シミュレーションしてもらう |

行動をイメージすることが、自分を説得することにつながります。「いつ、どこで、どのように行動する」とイメージできると、「できる」と思え、実際の行動につながります。

| チュ | 中学生にもわかるように伝える |

普段から健康・医療情報に接している人は少なく、健康・医療情報は難解であること、専門家からの情報は難解であることを前提に、見やすさ・読みやすさに配慮します。

| ウ | 受け手の視点で考える |

伝えたい気持ちが強いと、つい作り手の視点で、作り手の関心に沿って進行しがちです。受け手側の欲求を理解し、根源的な欲求を刺激するようなメッセージが必要です。

◎奥原剛「実践 行動変容のためのヘルスコミュニケーション」大修館書店 より作成

行動変容を促すヘルスコミュニケーションの取り組み事例

●富山県氷見市の未病対策事業

　富山県氷見市では、未病（病気ではないが健康でもない状態。健康マスター版 P130 参照）の段階から、より健康に近づけるという考え方で、市民の健康寿命の延伸を目指し、誰もが健康増進に取り組めるよう、未病対策事業を行っています。　また、市民と官民の保健指導専門職が連携し、「氷見市健康まちづくり実行委員会」を開催し、健康づくりに取り組む体制整備を行っています。

　氷見市は、全国でもメタボリックシンドローム該当者の割合の高い富山県のなかでもメタボ該当者が多く、さらに 2016 年度氷見市民の健康意識と行動調査の結果から、市民には「健康になりたいけれど、何をすればよいかわかっていない人（関心期）」が多いことがわかりました。

　そこで、対策を講じるべき優先順位として関心期の人に向けて、健康に関する正しい知識の普及啓発を行う際に「伝わる」ためのポイントを紹介した「氷見市健康づくりハンドブック」や、「伝える」ためのツールであるポスター・チラシを作成しました。ハンドブックでは、「何を伝えるか」「どこで伝えるか」をわかりやすく紹介し、ポスター・チラシは、地域、職場、団体などで配布する際、配布先に合わせて健康情報などを盛り込めるように、デザインテンプレートを氷見市のホームページからダウンロードできるようにしています。

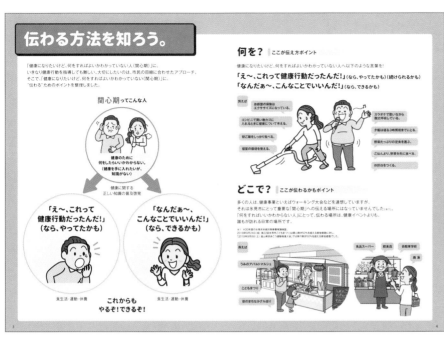

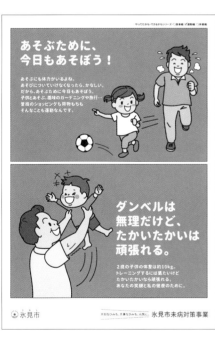

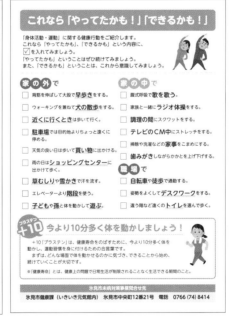

「氷見市健康づくりハンドブック」より。健康づくりのために何をすればよいかわからない人（関心期）に向けた健康事業は、ウォーキング大会のような健康イベントより、日常訪れる場所で実施するほうが効果的であることなどを紹介している。

氷見市の 2021 年未病対策事業普及啓発チラシ（運動編）。裏面（右）には、「やってたかも！」「できるかも！」と関心期に向けて行動変容を促すためにわかりやすい言葉を用いながら、さまざまな健康行動を提案している。

・一般社団法人日本健康教育学会「健康行動理論による研究と実践」医学書院
・中山和弘（聖路加国際大学）「ヘルスリテラシー 健康を決める力」ホームページ
・奥原剛「実践 行動変容のためのヘルスコミュニケーション」大修館書店
・氷見市ホームページ「未病対策事業」

健康行動につなげる手法

Section 1-4 個人的な健康行動理論 「行動変容ステージモデル」

行動変容を促すにはステージに合わせた働きかけが重要

　不健康な生活から健康的な生活への転換など、人が自らの生活行動・習慣を変える場合、5つのステージを経ると考えられています。これを「行動変容ステージモデル」といいます。

●行動変容ステージモデルの概念図（※健康生活の習慣づくりのプロセス）

◎厚生労働省 e-ヘルスネット「行動変容ステージモデル」より

　行動変容ステージモデルは、1980年代前半に禁煙の研究から導き出された、健康行動理論モデルですが、現在では食事や運動など、健康に関するさまざまな行動について研究や実践が展開されています。人の行動変容のステージを1つでも先に進めるには、やみくもに働きかけるのではなく、その人が5つのステージのうちどのステージにいるのかを見極め、ステージに合わせた働きかけを行うことが大切です。ステージごとの働きかけのポイントは次のようになります。

（1）無関心期への働きかけ…行動変容のメリットを知ってもらったり、行動を変えないことによるデメリットを知ってもらうことが効果的です。

（2）関心期への働きかけ…本人が自身の現状を見直すよう促します。行動を変えられない自分をネガティブに、行動を変えられた自分をポジティブにイメージするように促します。

（3）準備期への働きかけ…うまく行えるという自信を持たせるためにほめたり、行動を変えることを周囲に宣言することを勧めます。

（4）実行期・維持期への働きかけ…「ストレス解消は飲酒でなく運動で」など、不健康な行動を健康的な行動に置き換える行動置換が求められます。取り組みやすい環境づくりのほか、継続に対する「ほうび」も有効です。

行動変容につなげる適切な情報提供の進め方

　個人の行動変容を促すには、保険者や産業保健師などから適切な情報提供がなされることも重要です。厚生労働省では、保険者に向けたマニュアルで、加入者の行動変容につながる情報提供の進め方を、「分析」から始め、「設計」「開発」「評価」の順に、工程に分けて実施する方法を紹介しています。それぞれの工程を進める手順は次のとおりです。

●情報提供を進めるフローチャート

分析	**1.**「もやっとポイント」から仮説を立てる	取り組みを実施しても思うような成果が体感できない「もやっと」するポイントや取り組み状況を整理します。さらに、データベースの情報や担当者の経験から、仮説を立案・検証します。
	2. 対象者の大きな特徴や傾向をつかむ	評価軸と評価項目・方法を決め、対象者のグループ化と分析を行います。各グループに属する対象者にどうなってもらうことを目指すのかを検討します。
設計	**3.** 情報を届けたい対象者を決める	行動変容の難度や改善の必要性など、ターゲット選定のための観点を書き出し、課題の度合いや保険者の資源（人・予算など）を勘案したうえで、注力するターゲットを選定します。
	4. 期間ごとの目標と効果測定の方法を決める	ターゲットとする対象者に対し、中長期の目標と、具体的でわかりやすい短期目標を立て、効果測定の方法の大枠を決めます。
開発	**5.** 対象者へ伝える情報を決める	ポイントを整理し、ターゲットが求めていることや実現したいことと、行動の妨げになっていることを分析し、これまでまとめた現状分析や目標などをもとに伝えたい情報を決定します。
	6. 対象者の心に届くコンテンツを作る	対象者へ情報提供する接点（ホームページ閲覧、パンフレット郵送、イベント開催など）を整理し、対象者に対する効果的な情報提供方法を決定し、作成します。
評価	**7.** 効果を確認して次に活かす	情報提供後に、「4」で決めた各期間で目標としていた効果の確認をします。結果を考察して、次の取り組みに反映させます。

◎厚生労働省保険局医療介護連携政策課「使える！保険加入者の行動変容マニュアル」より作成

・厚生労働省 e-ヘルスネット「行動変容ステージモデル」
・厚生労働省保険局医療介護連携政策課「使える！保険加入者の行動変容マニュアル」

健康行動につなげる手法

Section

1-5 行動経済学の応用で効果的な健康行動変容を促す

人の行動を、心理学や社会学などさまざまな視点から分析する行動経済学

　近年、行動経済学の考え方を利用して自治体の住民や健康保険の加入者、企業の従業員などの行動変容を促そうという健康づくりの施策が増えています。

　行動経済学は、「人の行動を、心理学や社会学などさまざまな視点から分析する経済学」です。その中心となるのは、人の意思決定にはさまざまなバイアス（偏り）が存在し、人が意思決定を行うときには、必ずしも合理的判断に基づいたものばかりではなく、半ば無意識のうちに簡便な方法や経験則に基づいて行い、（論理的によく考えるのでなく）直感的な判断で行動するという考え方です。たとえば、行動経済学を健康食品の販売 PR に取り入れるとすると、「ビタミン・ミネラルが豊富」と訴えるより、「おいしい！ 楽しい！ 元気！」などと感覚に訴えたほうが購入（行動）に結びつきやすいと考えられます。

　このように合理的ではない行動を説明しようとするのが行動経済学で、その考え方には下の表のようなものがあります。

ヘルスケアに関わる行動経済学の主なロジックとその例

アンカリング	先行する刺激やヒントによって、後の判断がゆがめられること ㋕茶碗を大きくすると、ついたくさん食べてしまう
損失回避	損失による満足感の低下は、利得による満足感の増加より大きいこと ㋕食べ放題では、元をとるため（損をしないように）食べ過ぎてしまう
現在バイアス	未知や未体験のものを受け入れたくないと感じ、現状を維持したいと思うこと ㋕「明日からダイエット！」といって実行を先延ばしにする

デフォルトオプション	初期設定で選ばれている選択肢をそのまま受け入れやすいこと ㊀野菜嫌いな人でも定食（デフォルト）におひたしを加えておけば、その分の野菜摂取量が増える
フレーミング	同じ内容でも、表現方法を変えると意思決定への影響が変わること ㊀「生存率90％」ならその治療法を選択しても、「死亡率10％」なら躊躇する
インセンティブ	語源はラテン語の「励ます」。動機づけ、報奨、何らかの「ほうび」のこと ㊀自治体や保険者などによる「健康ポイント制」
コミットメント	将来の自分の行動や選択に縛りを設けることで、無意識に目標を達成しやすくなること ㊀家族への「ダイエット宣言」、禁煙に失敗したら罰金を支払うと約束するなど
プロンプト	行動を生じさせるための手がかりやヒント、行動を後押しするもの ㊀健診を受ける日をカレンダーに記入する
異時点間選択	すぐにもらえる利益ほど価値を大きく感じ、もらえる時間が遅くなるほど価値が減少する ㊀喫煙者が、将来のがんのリスクを減らすより、今のたばこを吸う小さな快楽を選ぶ
ゲーミフィケーション	ゲームの仕組みを使ってやる気を促すこと ㊀応援するプロ野球の球団ごとにファンの合計歩数を順位づけして競わせ、ウォーキングを促す
ヒューリスティック	面倒なことを考えず、直感的に判断すること ㊀どんなに説得しても禁煙しない人が、友人が肺がんになったと知った途端に禁煙をスタートした
社会的選好	不平等を嫌い、他人の利益も考慮して社会規範に従うこと ㊀チーム制のウォーキングイベントで、他のメンバーのためにも歩数を稼ごうと、頑張って多く歩く

人々が望ましい行動を選択するように、そっと後押しする「ナッジ」

　「ナッジ」も行動経済学を利用し、行動変容を促す方法の１つ。「注意を促すように肘でつつく」「そっと後押しする」という意味の英語で、人々が行動を選択するときの癖（惰性やバイアスなど）を理解して、金銭的なインセンティブや罰則つきの規則を使って強制することなく、人々が望ましい行動を選択するように導くアプローチのことをいいます。2017年、米国シカゴ大学のリチャード・セイラー教授が行動経済学・ナッジ理論でノーベル経済学賞を受賞して以来、ナッジは実社会のさまざまなシーンで利用されてきています。

　なかでも公衆衛生政策や保健政策とは相性がよいと考えられており、自治体や医療保険者・企業などが行うがん検診や特定健診、健康診断をはじめとする保健事業などにも広く取り入れられています。

　ナッジ利用の最も有名な成功事例として、1999年オランダ・アムステルダムのスキポール空港の便器のハエが挙げられます。「人は的があると当てたくなる」という心理を利用し、男性用小便器に小さなハエのシールを貼ることだけで、利用者に強制することなく周囲への飛沫を減らし、清掃費を約80％も削減したのです。

　日本の医療政策にもナッジを使った例があります。2008年、それまで後発医薬品に「変更可」の場合にチェックを入れる形式になっていた処方箋の様式を、「変更不可」の場合にチェックを入れる形式に変更しました。初期設定を変えることで、強制することなく医師が後発医薬品を処方するように促したのです。

　ナッジ理論を実際の現場で使いやすい形にしたものが「EAST」というフレームワークです。「Easy（簡単）」「Attractive（魅力的）」「Social（社会的）」「Timely（タイムリー）」の４つで構成されており、それぞれのアプローチのポイントは次のとおりです。

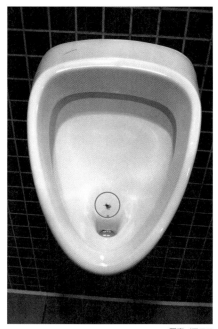

写真／アフロ
スキポール空港の小便器。中央にハエのシール。

● Easy（簡単）…人は簡単で楽な行動を選ぶ。面倒な手続きは減らし、なるべく簡単、簡潔に。

● Attractive（魅力的）…人は言葉や印象、出来事など、魅力的に感じられるものを選ぶ。相手をひきつけるような工夫をする。得る喜びより失う痛みを活用。

● Social（社会的）…人は多くの人がやっていること（社会規範）に影響を受ける。他の人がどうやっているかを知らせる。

● Timely（タイムリー）…人はタイムリーな働きかけに反応しやすい。関心が高まっている時期に行う。

ナッジによる受診勧奨効果

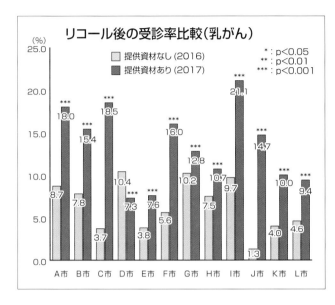

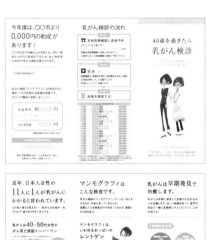

出典：溝田. 第28回がん検診のあり方に関する検討会（2019年5月31日）

◎第154回市町村職員を対象とするセミナー資料「ナッジ理論等の行動科学を活用した健康づくりの手法について―具体的事例を交えて―」P4より

　上記は、市町村の乳がん検診の未受診者に資材（リーフレット）を提供した年と、しなかった前年の受診率の比較です。提供した2017年は、提供しなかった2016年よりも受診者が増加した市町村が多くなっていました。リーフレットには「簡単で具体的な動作指示を入れる」「みんなも受けている（社会規範）」「タイミングを逃さない」などナッジの手法が活かされており、ナッジが受診率向上につながった例といえます。

◎がん検診の受診率向上のための施策をサポートするため、ナッジ理論に基づいた施策の行い方と好事例を紹介した「受診率向上施策ハンドブック 明日から使えるナッジ理論」が、厚生労働省のホームページからダウンロードできます。
https://www.mhlw.go.jp/stf/newpage_04373.html

・厚生労働省「受診率向上施策ハンドブック 明日から使えるナッジ理論」
・厚生労働省「第154回市町村職員を対象とするセミナー資料「ナッジ理論等の行動科学を活用した健康づくりの手法について―具体的事例を交えて―」」
・一般社団法人日本健康教育学会「健康行動理論による研究と実践」医学書院
・「医学のあゆみ Vol.271, No.10　健康日本21（第二次）の中間評価とこれからの課題」（医歯薬出版）福田吉治「健康づくりにおける行動経済学とナッジの応用」
・村山洋史・江口泰正・福田洋「ナッジ×ヘルスリテラシー ―ヘルスプロモーションの新たな潮流」大修館書店

健康行動につなげる手法

Section 1-6 個人の健康づくり、継続支援につながるインセンティブ設計

健康づくりを促すためのインセンティブとは

　地域や職域には、自分自身の健康づくりに関心が低く、健康づくりの取り組みを実施していない層が一定程度いることが知られています。自治体や企業、保険者などは、こうした健康無・低関心層を中心に個人の健康づくりへのきっかけ提供や、それが習慣化するまでの継続支援策として、さまざまなインセンティブの取り組みを実施することも有効です。インセンティブとは、行動を促すための「刺激・動機づけ・報奨・誘因」です。具体的には次のようなものです。

〈健康づくりへのインセンティブの取り組みにおける報奨の例〉

●本人のモチベーションを上げるための賞賛や励まし
●健康づくりに直接的に関連するもの
　…体重計などの健康関連グッズ、健康づくり関連施設の利用補助、各種健診（検診）の無料化・減額 など
●社会貢献的なもの
　…社会的な賞賛（表彰）、小学校・NPO・地域コミュニティーなどへの寄付 など
●換金性の高いもの
　…全国・地域商品券、コンビニ等で広く利用可能な（ヘルスケア）ポイント、旅行券 など

◎厚生労働省「個人の予防・健康づくりに向けたインセンティブを提供する取組に係るガイドライン」より

　上記の報奨のうち金銭的な価値が高過ぎると、報奨を得ることだけが目的になってしまい、最終的な目標である健康づくりにつながらない可能性もあるので、留意が必要です。
　また、健康無・低関心層に対しては、必ずしも「健康」という切り口だけでは行動変容にまでつながらないという実態もあり、「健康」以外の多様なインセンティブ設計を検討することもポイントです。

個人の積極的な取り組み視点でのインセンティブ導入ステップ、評価指標

インセンティブの取り組みの目的は、あくまでも個人に健康づくりに取り組んでもらうことです。その取り組みは幅広い対象者に対するポピュレーション・アプローチの一部として実施し、結果として健康無関心・低関心層を動かすという仕掛けとして考える必要があります。また、そのためには、インセンティブの取り組みと同時に、本人に自身の健康情報をわかりやすく提供し、継続的に健康に対する問題意識を喚起していくことが求められます。

インセンティブの取り組みを「本人の積極的な健康づくりの実践につなげていく」という観点で、次の3段階に分けてインセンティブを活用します。

第1段階…健康づくりに参加するきっかけづくりとしてのインセンティブ
　　　　　健康とは直接関係がない報奨の活用を含め、幅広くインセンティブを活用

第2段階…健康づくりが習慣化するまでの継続支援としてのインセンティブ
　　　　　本人の努力やその成果に対してインセンティブを活用

第3段階…本人の健康づくりが習慣化した後の対応
　　　　　報奨を提供する取り組みの役割は完了し、本人の健康の維持に向けた自主的な行動
　　　　　を支えるための対応を考えていく

また、インセンティブの取り組みで本人の健康づくりを促すには、本人の健康づくりを何で評価するかといった評価指標も重要です。インセンティブを提供するに当たっての評価指標は、個人の疾病リスク（検査値や受診状況など）だけではなく、本人の積極的な健康づくりの実践も評価する必要があると考えられています。具体的には次のようなものです。

参加型…健康づくりの取り組みやプログラムへの参加を評価
　　　　　特定健診・特定保健指導、がん検診、歯科検診、各種健康イベントへの参加など

努力型…健康づくりのプログラムなどの中での本人の努力を評価
　　　　　ウォーキングなどの取り組み、体重や血圧、食事の記録の継続など

成果型…健康づくりの成果としての健康指標の改善を評価
　　　　　健診の検査値の改善、体重減少など

これらの評価はその目的を考えると、単一の指標ではなく複数の組み合わせで設定することが効果的であると考えられます。またそれは、本人の自己申告ではなく、可能な限り客観的なデータに基づいて行われることが望ましいとされています。

・厚生労働省「個人の予防・健康づくりに向けたインセンティブを提供する取組に係るガイドライン（概要）」
・厚生労働省「個人の予防・健康づくりに向けたインセンティブを提供する取組事例」

Section
1-7

健康行動につなげる手法

科学的根拠で施策・政策を考え、効果を確かめる「PPDAC サイクル」

統計データを利活用して証拠に基づく政策を立案し、効果を確かめる

　医療情報には EBM（Evidence-Based Medicine ＝根拠に基づく医療）が重要ですが、予防や健康づくりなどの「政策」も同様で、政策をその場限りのエピソードに頼るのではなく、目的を明確化したうえで根拠（エビデンス）に基づくものにすることが大切です。そこで、統計データを利活用して証拠に基づく政策を立案し、効果を確かめる EBPM（Evidence Based Policy Making ＝証拠に基づく政策立案）の取り組みが推進されています。

　ただし、データの利活用で注意しなければならない点があります。それはデータの利活用が「目的」になってしまうことです。データの利活用は EBPM 推進のための「手段」にすぎません。データの利活用が目的化してしまうと、データやエビデンス探しに重点を置き過ぎて、肝心な本来の目的がはっきりしなくなったり、方向違いの結論に誘導されてしまうこともあるからです。このような目的と手段の混同を招かないように、よく知られている「PDCA（Plan-Do-Check-Action）サイクル」とは別のフレームワークとして、データを利活用した問題解決の手法として知られる「PPDAC サイクル」（下図参照）の導入が勧められています。

● PPDAC サイクルの概念図

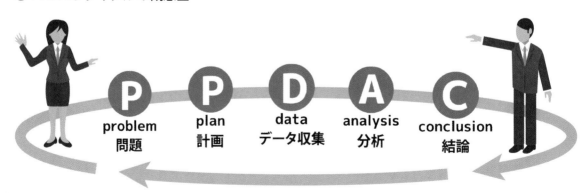

◎総務省統計局「地方公共団体のためのデータ利活用支援サイトData StaRt」より

EBPM 推進に向けた PPDAC サイクルの手順

PPDAC サイクルの PPDAC とは、Problem（問題）、Plan（計画）、Data（データ収集）、Analysis（分析）、 Conclusion（結論）の5つの単語の頭文字をつなげたものです。明確な問題と計画の立案があってこそ、実際のデータ収集や分析を行うことができ、問題解決へ導くことができるという、格好のフレームワークです。

そのプロセスは次のとおりです。

5つのフェーズ	EBPM 推進に向けた取り組み
Problem 問題の把握と明確化	・テーマを設定し、クリアすべき「課題」を考える ・「課題」から問題の構造（原因なのか、結果なのか）を明確にする ・具体的で定量的な数値「評価指標」を設定する
Plan 仮説の設定・調査分析の計画	・「評価指標」の変動に影響を与える要因の指標を考える（仮説の設定） ・「必要なデータや統計資料は何か」を考え、収集計画や調査計画を立てる ・仮説を検証するための分析の計画を立てる
Data データの収集・整理	・データや統計資料を実際に収集する （データの取得方法、正確性、信頼性を意識する／調査票情報も視野に入れる） ・データを整理する（カテゴリ化など）
Analysis データに基づく分析	・整理したデータをもとに分析を行う ・グラフや表で可視化し、理解を促す ・主な分析の視点 （全体の傾向・分布／条件の違いやグループに分けた比較／指標間の関連性／時間経過による変化） ・モデルを推測する
Conclusion 分析結果の考察・結論	・分析結果を解釈する ・最初の仮説に対して判断する ・問題の解決策を提案する

◎総務省統計局「地方公共団体のためのデータ利活用支援サイトData StaRt」より作成

PPDAC サイクルを使う利点は、グループや違う組織などで取り組む際に、メンバー全員が現在のフェーズを共有して推進することで、混乱が避けられ、効率的にデータを利活用した問題解決を進められることです。また、Conclusion（結論）のフェーズで新たな問題が発見された場合は、それをもとに次の PPDAC サイクルを回していきます。「とりあえずの結論（仮説）」にとどめ、この仮説を次のサイクルで検証していくという方法もあります。

◎総務省統計局「地方公共団体のためのデータ利活用支援サイトData StaRt」
https://www.stat.go.jp/dstart/

Section
2-1
健康経営

従業員の健康管理を経営的視点で実践する「健康経営」

働く人の健康の質向上が企業の成長や社会の発展に寄与

健康経営とは、従業員等の健康管理を経営的な視点で考え、戦略的に実践することです。長期的なビジョンに基づき、従業員の健康を経営課題として捉え、健康投資を含め健康経営に取り組むことは、従業員の健康保持・増進、生産性の向上、企業イメージの向上等につながるものであり、ひいては組織の活性化、企業業績・株価等の向上にも寄与するものと考えられます。

●健康経営・健康投資とは

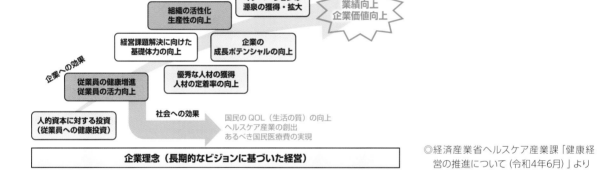

◎経済産業省ヘルスケア産業課「健康経営の推進について（令和4年6月）」より

さらに、2021 年「NPO 法人健康経営研究会」では、深化版の健康経営として、下記のように問題提起しています。

> 健康経営とは、「企業が従業員の健康に配慮することによって、経営面においても大きな成果が期待できる」との基盤に立って、健康を経営的視点から考え、戦略的に実践することを意味しています。今後は、「**人という資源を資本化し、企業が成長することで、社会の発展に寄与すること**」が、これからの企業経営にとってますます重要になっていくものと考えられます。

昨今の社会的な情勢の変化の中で、働く人の健康の質が労働の質を決定し、良質な労働はさらに商品の質を向上させ、それは、企業の成長と共に、社会の発展や地球環境にも大きな利益をもたらすという好循環を招きます（P90 参照）。

◎特定非営利活動法人健康経営研究会ホームページ「健康経営とは」
https://kenkokeiei.jp/whats

健康経営施策で利益率が上がり離職率は低くなる

　実際、健康投資と企業業績との相関を示すデータも多く示されています。「健康経営推進企業における健康経営開始前後の5年以内の利益率の業種内での評価」を見ると、健康経営開始前の5年間では利益率が相対的に低く、健康経営開始後の5年間では業種内で相対的に高い傾向にありました。健康経営銘柄2021に選定された企業の平均株価とTOPIX（東証株価指数）の推移を2011年9月からの10年間で比較したところ、健康経営銘柄に選定された企業の株価はTOPIXを上回る形で推移していました。このような分析結果から、健康経営施策と利益率には正の相関があることが示されています。

　また、健康経営度調査を分析すると、健康経営度の高い企業のほうが離職率は低い傾向なども示されています。

　このように、従業員の健康と安全に注力することが、市場における競争力の優位性を保つことにつながっていると考えられます。

●健康経営開始前後の5年以内の売上高営業利益率の業種相対スコア

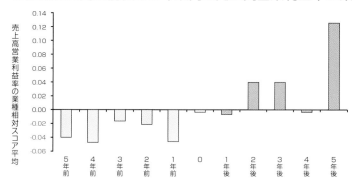

注1：健康経営を始めた時点を0とした前後の最長5年以内の売上高営業利益率の業種平均スコアの平均値。5年前より後に健康経営を始めた場合はサンプルはないとする

注2：売上高営業利益率の業種相対スコア：業種内において健康経営を推進した企業の利益率が相対的に高いか低いかを把握する指数

◎経済産業省ヘルスケア産業課「健康経営の推進について（令和4年6月）」より

●健康経営と株価の相関

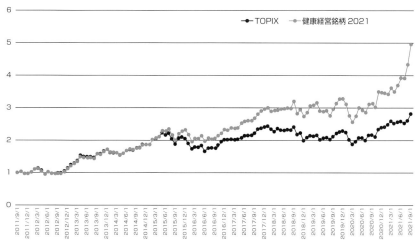

※2011年9月1日を基点1.000とし、2021年9月1日までの各月1日時点の各社の終値から指数を作成。
※新規上場など、基点のデータがない4社は除いている。

◎企業の「健康経営」ガイドブック～連携・協働による健康づくりのススメ～（改訂第1版）
https://www.meti.go.jp/policy/mono_info_service/healthcare/kenkokeiei-guidebook2804.pdf

健康経営

Section 2-2

優良な健康経営に取り組む法人を"見える化"
―「健康経営銘柄」「健康経営優良法人」

健康経営の普及拡大に向けた顕彰制度

経済産業省と東京証券取引所の共同により2014年度から一部上場企業を対象に「健康経営銘柄」の選定が始まりました。従業員の健康管理に経営戦略として取り組んでいる企業を認定・表彰することで、健康経営を普及拡大していく「アンバサダー」的な役割となっています。

2016年度から推進している「健康経営優良法人認定制度」では、年に一度、評価と認定が行われます。優良な健康経営に取り組む法人を「見える化」し、社会的な評価が得られる環境を整備しています。該当年の3月上旬に認定公表された後、翌年3月末までが認定期限となっています。

大規模法人には、グループ会社全体や取引先、地域の関係企業、顧客、従業員の家族などに健康経営の考え方を普及拡大していく「トップランナー」の一員としての役割が求められ、上位500法人には、「ホワイト500」の冠が付与されます。また中小規模法人には、自社の健康課題に応じた取り組みを実践し、地域における健康経営の拡大のために、その取組事例の発信等をする役割が求められており、上位500法人には、「ブライト500」の冠が付与されます。

最新の2023年版では、「健康経営銘柄」が31業種49社、「健康経営優良法人（大規模法人部門）」が2,669法人、「健康経営優良法人（中小規模法人部門）」が14,016法人認定されました（2023年6月1日現在）。

●健康経営に係る顕彰制度の全体像

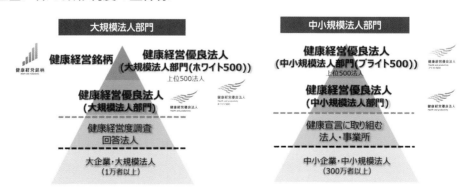

◎経済産業省ヘルスケア産業課「健康経営の推進について（令和4年6月）」

経営者に向けた従業員の健康状況レポート「健康スコアリングレポート」

2015年7月には、経済団体、医療関係団体、保険者（健康保険組合）などの民間組織や自治体が連携・協力し、「日本健康会議」が組織されました。職場、地域での「健康寿命の延伸」や「医療費適正化」に向け、厚生労働省・経済産業省などの全面的な支援のもと実効的な活動を行っています。2021年には、第2期として「日本健康会議2025」をスタートさせています。

「健康スコアリングレポート」は、2018年度から日本健康会議が保険者（健康保険組合）のデータヘルスを強化し企業の健康経営との連携（コラボヘルス）を推進するため、厚生労働省・経済産業省と連携し、従業員等の健康状態や医療費等をスコアリングして保険者単位で作成し、経営者に通知しているものです。2021年度からは事業主単位のレポートも作成されるようになり、より従業員の健康状態を把握しやすくなりました。

保険者単位の健康スコアリングレポートは、各健康保険組合の加入者の健康状態や医療費、予防・健康づくりへの取組状況等について、全健康保険組合平均や業態平均と比較したデータを「見える化」しています。経営者に対し、保険者が自らのデータヘルス分析と併せて、スコアリングレポートの説明を行うことで、従業員等の健康状況について現状認識をもってもらい、問題意識を共有した上で、経営者のトップダウンによるコラボヘルスの取り組みの活性化を図ることを目的としています。そして、データ分析結果から、具体的なアクションにつなげることを重要視しています。

●事業主単位の健康スコアリングレポート例

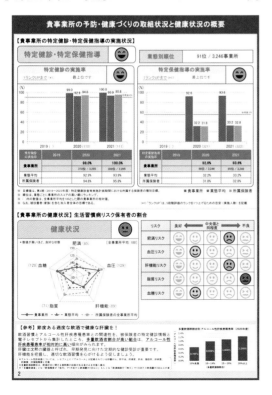

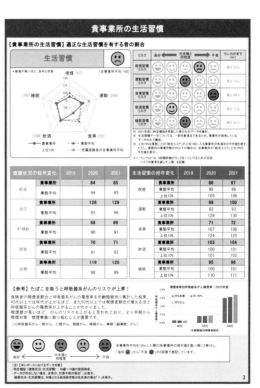

Section
2-3
組織マネジメントの
一環として健康経営を体系的に
理解し実践する

健康経営を体系的に理解し、実践手法を検討

　健康経営を経営課題として戦略的に実践するためには、組織マネジメントの一環として、健康経営を体系的に理解し、その実践手法を検討する必要があります。健康経営を実践するには、健康経営の取り組みが「経営基盤から現場の施策まで」のさまざまなレベルで連動・連携していることが重要です。これは「①経営理念・方針」、「②組織体制」、「③制度・施策実行」、「④評価改善」の取り組みに大別されます。なお、実際には、これらの4つの取り組みの基礎として「⑤法令遵守・リスクマネジメント」があることが前提条件となります。

❶経営理念・方針への位置づけ

　健康経営に取り組むためには、まず、経営者自らがその意義や重要性をしっかり認識すると共に、その考え（理念）を社内外にしっかり示すことが重要です。示し方としては、健康経営を経営理念の中に明文化し、企業として健康経営に取り組む姿勢を従業員や投資家、顧客等、さまざまなステークホルダーにホームページ等でメッセージとして発信することが望ましいです。そして、設定した経営理念に基づいて、具体的に組織としての行動指針（方針）を示し、その実現に向けた取り組みを具体化させていきます。

❷組織体制づくり

　従業員の健康保持・増進に向けた実行力ある組織体制を構築する必要があります。方針に応じて、専門部署の設置や人事部・総務部など既存の部署に専任職員、兼任職員を置くなどの対応が考えられます。また、専門資格をもつ職員の配置、担当職員に対する研修の実施なども重要です。

❸制度・施策実行

　従業員の健康保持・増進の取り組みは、事業主としての企業（経営者や担当部署）、産業医や保健師等の産業保健スタッフ、健康保険組合、労働組合、従業員等さまざまな主体が関与して実施されるものです。健康経営を実践する上では、これらの主体が互いに連携し、相互補完的また

は相乗的な効果のある効率的な制度・施策がなされることが望ましいです。その点では、コラボヘルスの推進と連動して施策を実行することが大切です（P88 参照）。

❹評価改善

　取り組みの効果を検証する際、現状の取り組みの評価を、次の取り組みに生かせるよう、PDCA がしっかりと機能するような体制を構築・維持することが重要です。そして、取り組みの評価に当たっては、ストラクチャー（構造）・プロセス（過程）・アウトカム（成果）の３つの視点をもって健康経営を評価することも大切です。

●健康経営の実践に向けた体系図

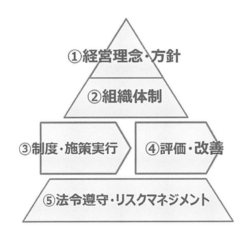

●健康経営の評価指標

区分	概要	指標例
ストラクチャー（構造）	健康経営を実践するための、経営層のコミットメントや、人材・組織体制の有無、構成等	・経営理念としての健康経営の位置づけ ・産業医、コメディカル等との連携体制 ・健康保険組合等保険者との連携の有無
プロセス（過程）	健康経営を実践するに当たってのさまざまな施策が機能しているかどうかを判断する指標	・健診受診率 ・保健指導実施率
アウトカム（成果）	健康経営の質を評価する指標であり、適切なストラクチャーにおいて、提供されるプロセスが従業員の健康状態や、ひいては企業利益に結びついているかを評価する指標	・生産性（プレゼンティーイズム、アブセンティーイズム） ・身体的指標 ・生活習慣指標（喫煙・飲酒・運動・睡眠休養等） ・心理的指標 ・就業関連指標

◎経済産業省「企業の「健康経営」ガイドブック〜連携・協働による健康づくりのススメ〜（改訂第1版）」を一部改変

健康経営

Section

2-4

事業主と健康保険組合の積極的連携「コラボヘルス」

「データヘルス計画」と「健康経営」を車の両輪として推進

　コラボヘルスとは、事業主（企業）と保険者（健康保険組合）が積極的に連携し、明確な役割分担と良好な職場環境のもと、従業員（被保険者等）の予防・健康づくりを効率的・効果的に実行することです。厚生労働省が推進してきた保険者（健康保険組合）の「データヘルス計画」（P56参照）と、経済産業省が推進してきた事業主の「健康経営」を、"車の両輪"として推進することです。

　健康経営の実施に当たって、コラボヘルスの推進は重要です。実際の推進方法を具体例と共に見ていきましょう。

❶従業員の健康状態を把握する（健康情報の利活用）

　健康経営を実践する前提として、自社の従業員の健康上の課題を把握することが必要です。そこで、事業主自身や保険者が保有する自社の従業員の健康状態に係るデータを整理し、これを活用することが望まれます。データの活用においては、新しく何らかの情報を集めることよりも、まずは事業主と保険者がそれぞれで、すでにもっているデータを掛け合わせることが重要です。

　たとえば、事業主は、定期健康診断の結果に加え、長時間労働の状況等に関する情報を保有しており、保険者は、従業員の特定健康診査の結果や治療・処方箋に関するレセプト情報等を保有していますが、こうしたデータを掛け合わせることで、長時間労働と特定保健指導の要否や医療費等との相関関係などを分析することが可能となります。

　こういった分析により、部署・業態別の健康課題の把握や、医療費の適正化、メンタルヘルス不調者の減少等の具体的目標に向けた施策を検討する際の基礎データを作り上げることができます。そして、特定の部署に健康状態の悪い従業員が集中しているような場合には、業務内容、職場環境が個人の健康状態を悪化させている可能性があり、職場の環境改善、業務負担の見直し等を検討する余地があるといえるでしょう。

❷計画（成果目標）を立てる

　自社の健康課題に対応した保健事業を計画すると共に、取組成果の評価と計画の改善を効果的に行うことができるように、あらかじめ評価指標を設定し、成果の目標を立てます。この際、可

能な限り定量的指標を用いることで、事業後の施策の評価およびその改善策が具体化できることが望ましいです。

また、健康保険組合や企業内担当者での対応が難しい部分については、外部の専門家・専門事業者※を積極的に活用することも考えてみるとよいでしょう。

※労働衛生コンサルタント、健康経営アドバイザー等

❸施策を実行する

策定した計画に沿って、施策を実行します。職場の禁煙ルールの明確化や職場環境の改善を図ること、長時間労働の抑制や、従業員の休暇取得の促進など、働き方への配慮を行うことなどが考えられます。また、従業員個人の生活習慣に問題があれば、生活習慣改善のモチベーションを向上させる取り組みや行動変容を促進する取り組みを実施することが必要です。

たとえば、健康診断の結果、生活習慣病のハイリスク群であると認められる従業員に対し、定期的に電話や面談等による保健指導を行い、生活習慣の改善を促すことや、健康に関する情報提供や運動機会の提供といった取り組みを通じて従業員全般の意識向上を図ることなどが考えられます。

●コラボヘルスの理想的なイメージ

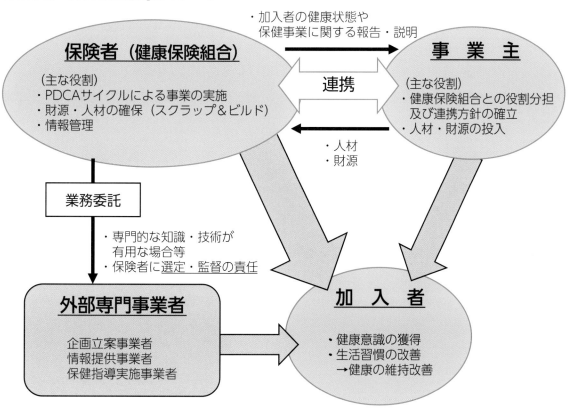

◎厚生労働省保険局保険課「データヘルス計画について」より作成

◎企業の「健康経営」ガイドブック～連携・協働による健康づくりのススメ～（改訂第1版）
https://www.meti.go.jp/policy/mono_info_service/healthcare/kenkokeiei-guidebook2804.pdf

健康経営

Section
2-5

健康経営による新たな価値創造のための「人的資本経営」「ウェルビーイング経営」

"ひと"を"資本"として捉え直し、価値創造への「投資」を

健康経営は、「企業の成長・発展のために"ひと"という資源を資本化する」戦略でもあります。これまで、多くの企業では、人は「人的資源」と捉えられてきました。これは、「いまある労働力を消費すること」とも解釈されるため、財務諸表において"ひと"は、「人件費（コスト）」とみなされています。また、労働生産性においても、"ひと"は「労働投入量」と捉えられていたため、結果としてマネジメントは、労働力（資源）としての"ひと"をいかに効率的に「管理」するかが目的となっていました。

近年、企業における労働生産性向上の考え方にも変化が起きています。これまでは、「管理」を徹底することで業務を適正化し、「労働投入量」を削減することが一般的でした。現在は"ひと"を資本として捉え、従業員のエンゲージメント（企業と従業員が相互に貢献し、成果を出す良好な関係）の向上を通じて付加価値を向上させるために、働き方を変えていくことが重要視されています。

新たな企業変革を起こすための価値創造や競争力の源泉を、"ひと"の知識、創造力、経験、信念だとするのであれば、"ひと"は「資源」ではなく、「資本」として捉え直す必要があります。健康経営は、一人ひとりが「無形資産」としてもつ、未活用の知恵や異なる知識を経営の力で引き出し、企業の付加価値に変えるための戦略であると考えることができます。このように、"ひと"を資本とする新たな経営戦略の方向性は、従来の枠内に収める「管理」から、新たな価値創造のために、"ひと"を活かすといった「投資」に転換していく必要があります。つまり、「人的資源経営」から「人的資本経営」への転換が求められているのです。

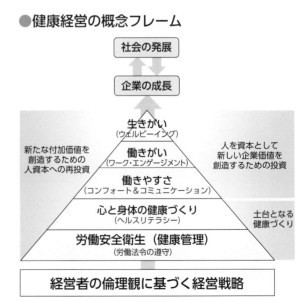

●健康経営の概念フレーム

社会の発展

企業の成長

生きがい（ウェルビーイング）

新たな付加価値を創造するための人資本への再投資

働きがい（ワーク・エンゲージメント）

人を資本として新しい企業価値を創造するための投資

働きやすさ（コンフォート＆コミュニケーション）

心と身体の健康づくり（ヘルスリテラシー）

土台となる健康づくり

労働安全衛生（健康管理）（労働法令の遵守）

経営者の倫理観に基づく経営戦略

◎健康経営研究会発表

従業員目線の「ウェルビーイング経営」と経営者目線の「健康経営」

「well-being（ウェルビーイング）」には、「満たされた状態」、具体的には「身体的にも精神的にも、そして社会的にも健康」といった意味があります。健康を個人だけの問題として捉えるのではなく、社会的な問題として捉える必要があります。その上で、「ウェルビーイング経営」において「健康管理・健康づくり」は、個人だけが抱える問題ではなく、企業も支援する解決すべき経営課題であるとされています。

「ウェルビーイング経営」と「健康経営」の違いは、視点の違いにあります。「ウェルビーイング経営」が従業員目線であるのに対して、「健康経営」は企業目線にあります。視点の違いは、誰に対して伝えるかで使い分ける必要があることを意味しています。経営者を説得して予算を確保して進めていくのであれば、「健康経営」という言葉のほうが経営者にとっては理解しやすいでしょう。一方で、従業員を巻き込んで進めていくのであれば、「健康経営」という言葉を使うことで、「なぜ会社の経営のために自分の健康についてとやかく言われるのか」、「自分の体調は自分が一番わかっている」などと従業員の反発を招いてしまい、モチベーションを低下させてしまう場合も想定されます。健康経営は経営者のトップダウンで始めますが、ゴールは従業員のボトムアップです。

「健康」とは、最終的には個人の価値観によって捉え方が変わるものです。従業員それぞれに行動変容を促していくのであれば、企業視点での「健康経営」推進だけではなく、従業員視点での「ウェルビーイング」の充実も併せて掲げることで、会社全体を巻き込みやすくなることも理解しておきましょう（健康マスター版 P18 参照）。

●「ウェルビーイング経営」と「健康経営」の違い

	ウェルビーイング経営	健康経営
中心的視点	従業員視点	企業（経営者・管理職）
き っ か け	ボトムアップ（現場から）	トップダウン（経営者から）
情 報 発 信	多様性・公平性・包括性（DEI）の達成	人的資本への投資
K P I（評価指標）	従業員ニーズのカバー率 働く機会の創出	費用対効果 生産性

◎HRpro『「ウェルビーイング経営」と「健康経営」の違いとは？ 企業価値向上へのステップを解説』より作成

ヘルスケア事業・ビジネス

Section
3-1 ヘルスケア産業を取り巻く全体像

ヘルスケア産業政策の方向性と次世代ヘルスケア産業の創出に向けた政策の方向性

日本のヘルスケア産業政策の基本理念は、「国民の健康増進」「持続可能な社会保障制度への貢献」「経済成長」の同時実現を目指すことです。

また、誰もが健康で長生きすることを望めば、社会は必然的に高齢化していきます。国民の平均寿命の延伸に対応し、「生涯現役」を前提とした経済社会システムに再構築する必要があります。特に、就労中の現役世代が健康で活躍するための健康投資、退職後など第二の社会活動を送る人が経済活動に緩やかに参加できるような、新たなビジネスの創出が必要と考えられています。

● 「新しい健康社会の実現」に向けて

新たなミッション 「国民の健康増進」「持続可能な社会保障制度構築への貢献」「経済成長」の同時実現に向けて、ヘルスケアにおける国内外の需要を喚起し、新たな投資を促す好循環を目指す

健康づくり（ヘルスケアサービス）
● 医療DXの実現による行動変容の促進を通じた、誰もが健康になれる社会の実現

医療機器
● 革新的医療機器の開発による効果的な治療の実現
● 現地ニーズに沿った医療の国際展開の推進

介護
● 介護者・被介護者双方のQOL向上に資する産業（公的保険外サービス）の創出
● ロボット・ICT等の利活用による介護の生産性向上
● 世界の介護市場の獲得

国民の健康増進 / 持続的な社会保障制度構築への貢献 / 経済成長

目標

① 健康寿命を 2040年に**75歳以上**に（2016年72歳から3歳増）※厚生労働省「健康寿命延伸プラン」より

② 公的保険外のヘルスケア・介護に係る国内市場を 2050年に**77兆円**に（2020年24兆円から約50兆円増）

③ 世界の医療機器市場のうち日本企業の獲得市場を 2050年に**13兆円**に（2020年3兆円から10兆円増）

◎経済産業省「新しい健康社会の実現」P9より

近年、日本全体で DX※推進が進んでおり、ヘルスケア産業も例外ではありません。医療 DX である PHR（Personal Health Record ＝パーソナルヘルスレコード）の利活用がその代表といえます（PHR についての詳細は P94 参照）。また、健康経営など、職域での健康づくりの推進により、

公的医療保険・介護保険外のサービスへの投資も拡大しています。

※デジタルトランスフォーメーション（Digital Transformation）の略で、デジタル技術を浸透させることで人々
　の生活をよりよいものへと変えていくことを指します。

■ ヘルスケア産業の市場規模は 2050 年には 77 兆円に

　ヘルスケア産業はさまざまな業種で構成されています。たとえば、健康の保持・増進に働きかけるものとしては、ヘルスケア関連アプリや検査・健診サービスなどがあります。患者や要支援・要介護者の生活を支援するものには介護用食品や高齢者向け食事宅配サービスなどがあります。

　日本では、今後も高齢化が進みますが、日本の高齢者の保有する資産は他の世代より大きく、消費拡大のポテンシャルがあるとみられています。一方で、高齢者の 6 〜 7 割が自分や配偶者の健康や、寝たきり・要介護のリスクに不安を感じている（内閣府「2021 年度高齢者の日常生活・地域社会への参加に関する調査結果」より）ことや、健康状態がよい高齢者ほど、生きがいを感じている傾向がある（内閣府「2022 年版高齢者白書」より）ことがわかっています。

　このようなことから、健康づくり（公的保険外のヘルスケアサービス）や介護（公的保険外の介護サービス）の市場は成長し続けると推計されており、健康づくりでは 2020 年の 19 兆円が 2050 年には 61.5 兆円に、介護では 2020 年の 5 兆円が 2050 年には 15.5 兆円に、合わせて 77 兆円になると推計されています。特に、PHR などの医療 DX と健康経営の進展によって、健康関連業種の市場拡大や新たなサービスの提供が見込まれており、それによって 30 年間で約 28 兆円も市場規模が拡大するとみられています。

●ヘルスケア産業の市場規模推計

健康づくり・介護の国内市場

	マーケットの概観	マーケット規模と推計			
		(2020年)	(2050年推計)	PHR・健康経営等の推進	(2050年推計)
健康づくり（ヘルスケアサービス）※公的保険外	・特に、医療 DX や健康経営の進展により、関連業種における市場拡大や新たなサービス提供が見込まれる。	**19**兆円	→ **34.6**兆円 +約**15.6**兆円	→ +約**27**兆円	**61.5**兆円
介護※公的保険外	・高齢化に伴い、需要は拡大。・特に生活支援関連のサービスが顕著に拡大。	**5**兆円	→ **14.4**兆円 +約**9.4**兆円	→ +約**1**兆円	**15.5**兆円
		計**24**兆円 +約**25**兆円	→ 計**49**兆円	→ +約**28**兆円	計**77**兆円

+約**53**兆円

◎経済産業省「新しい健康社会の実現」P11より

・経済産業省「第 3 回新事業創出 WG 事務局説明資料（今後の政策の方向性について）」
・経済産業省「経済産業省におけるヘルスケア産業政策について」
・経済産業省「新しい健康社会の実現」

ヘルスケア事業・ビジネス

Section 3-2

医療ビッグデータ／PHRを 活用したサービスの広がり

「PHR」をさまざまなサービスに活用

　健康寿命延伸に向けてデータを活用したさまざまなサービスが提供されてきています。その軸となるデータが PHR（Personal Health Record）です。PHR は生涯にわたる個人の健康、医療、介護に関する情報や、個人が測定するバイタル情報などを 1 か所に集めたものです。

　PHR を活用して、歩数や脈拍などの日常生活の情報、特定健診や事業主健診などの健診情報、レセプト（診療報酬明細書）情報、電子カルテ情報を、個人のスマートフォンで記録・管理することができるサービスもあります。また、本人同意のもと、医療機関や介護の現場でマイナポータルの健診情報などを共有することが可能になっています。

　国では、PHR の利用目的として、①**日常生活**：運動不足の解消、食生活の改善といった行動変容などの自己管理をサポート、②**医療機関などの受診時**：医療従事者らと相談しながら、本人の健康増進などに活用、③**研究など**：医療、予防・健康づくりなどの研究に活用——を想定しています。

● PHR（Personal Health Record）の全体像

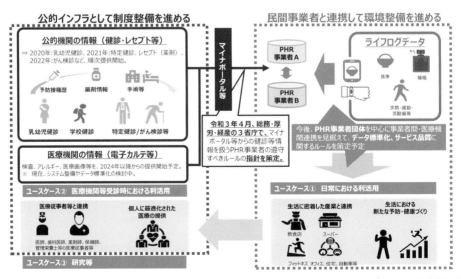

◎経済産業省「新しい健康社会の実現」P23より

医療 DX で国民が価値を感じられる新たなサービスを創出

　医療に関するデジタル技術を社会に浸透させて、人々の生活をよりよいものに変革しようと、国は PHR をはじめとした医療 DX を推進しています。すでに、内閣総理大臣を本部長とする「医療DX 推進本部」が設置され、「医療 DX の推進に関する工程表（骨子案）」が発表されました（2023 年 6 月）。

●医療 DX の推進に関する工程表［全体像］

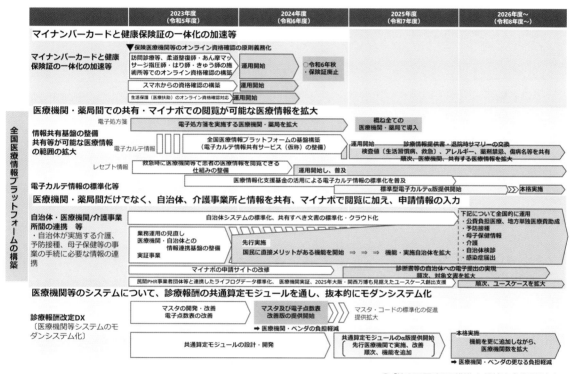

◎「第2回医療DX推進本部幹事会資料3」より

　経済産業省は、医療 DX 推進の一環で PHR を活用した、国民が価値を感じられる新たなサービスの創出に取り組むことにしています。具体的には、実証事業を通じて、日常生活での活用（小売・飲食・フィットネスなどの生活関連産業との連携）、医療機関での活用を推進し、新たなサービスの創出を加速するとしています。このほか、歩数や睡眠時間などのライフログのデータの標準化や適切な情報の取り扱いに係るルール整備を通じ、セルフケアサービスが適切に創出されるよう事業環境を整備していくことにしています。

・経済産業省「新しい健康社会の実現」
・経済産業省「第 3 回新事業創出 WG 事務局説明資料（今後の政策の方向性について）」

ヘルスケア事業・ビジネス

Section

3-3 地域・ベンチャー視点での 健康サービス開発

地域で切れ目なく健康サービスを提供できる仕組みの構築

　地域住民の健康を支えるためには、地域ぐるみで①健康への気づき、②保険者などによる法定健診への誘導、③健診結果について医師による相談・助言、④リスクに応じた対応（予防から医療行為まで）を、切れ目なく提供できる連携体制を整備し、一次・二次・三次予防の網を張り巡らせる必要があります。

　最近は、自治体や医療・介護機関、民間事業者など、地域の関係者の連携を促進し、地域のニーズを踏まえたヘルスケア産業の創出を後押しすることを目的にした「地域版次世代ヘルスケア産業協議会」（地域によって名称は異なる）の設置が進んでいます。これにより、地域の実情の政策反映や地域を越えたビジネスマッチングの機会創出、ビジネスフィールドの拡大などの効果が期待されています。

●地域版次世代ヘルスケア産業協議会設置状況

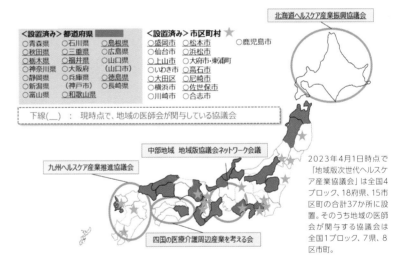

◎経済産業省 「新しい健康社会実現に向けた「アクションプラン2023」（案）」P29より

2023年4月1日時点で「地域版次世代ヘルスケア産業協議会」は全国4ブロック、18府県、15市区町の合計37か所に設置。そのうち地域の医師会が関与する協議会は全国1ブロック、7県、8区市町。

【地域の実証事業の取り組み事例】〈北海道ヘルスケア産業振興協議会〉

　小樽築港エリアの商業施設と医療機関が中核となり、住民のウエルネス推進と関連ビジネスの創出を地域内外の企業、団体、自治体、地域住民などが「共創」する仕組み「OWL：Otaru Wellness Living-lab」を導入しました（2022年度〜 2024年度）。2022年度には、保健指導×パーソナルトレーニング× PHR による住民の生活習慣改善効果の検証を実施。ウェアラブル端末や体重計で PHR データを収集し、データをもとに保健指導やパーソナルサービスを行いました。

ビジネスマッチングを促進してヘルスケアベンチャーを支援

　ヘルスケア産業創出のためには優れたベンチャーを支援することも必要です。経済産業省では2015年度より「ジャパン・ヘルスケアビジネスコンテスト（JHeC）」を開催しています。ヘルスケア分野の課題解決に挑戦する優れた個人・団体・企業などを、表彰を通して社会の認知度を上げ、大企業やベンチャーキャピタルなどとのマッチングを促進し、それらのベンチャーの成長を促すことが目的です。また同省では、ヘルスケアベンチャーのための相談窓口として「Healthcare Innovation Hub（通称：InnoHub）」を開設しています。

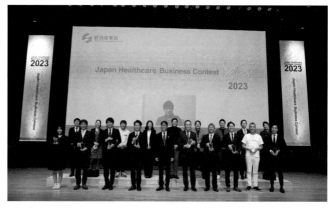

ジャパン・ヘルスケアビジネスコンテスト（JHeC）2023の授賞式

◎Healthcare Innovation Hub (InnoHub) のホームページ
https://healthcare-innohub.go.jp/

ベンチャーが開発した治療用アプリが保険適用に

　ヘルスケアベンチャーが開発した治療用アプリの1つが、高血圧を対象としたアプリとして世界で初めて承認され、保険適用となりました。CureApp社による「高血圧治療補助アプリ」です。

　患者は血圧や体重、食事、睡眠などの情報を日々アプリに記録し、これらの情報に基づき、患者の生活習慣の修正に向けて、アプリが知識を提供したり、日常生活のなかで取り組むことを提案したりして、行動変容を促すという仕組みです。

　同社はすでに、保険適用の「ニコチン依存症の治療用アプリ」を販売している実績があります。

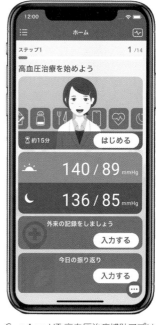

CureApp HT 高血圧治療補助アプリ

◎ (株) CureApp社ホームページ (サービス一覧)
https://cureapp.co.jp/productlist.html

・経済産業省「第3回新事業創出WG 事務局説明資料（今後の政策の方向性について）」
・経済産業省「経済産業省における ヘルスケア産業政策について」
・経済産業省「第3回健康・医療新産業協議会事務局説明資料〜未来の健康づくりに向けた取組の方向性〜」

ヘルスケア事業・ビジネス

Section 3-4

ヘルスケアビジネス開発のポイント

ヘルスケアビジネス開発の 3 つのキーワード「健幸」「未病」「共創」

　ヘルスケアビジネスを展開するには、「健康」について理解しておく必要があります。WHO（世界保健機関）による健康の定義は、近年、「身体的、精神的かつ社会的に健やかで幸せ（＝健幸）な状態」と訳されることが多く、健康は、「ウェルビーイング（well-being）」「健幸」と表現されることもあります。

　また、総合的な健康度は身体的健康、精神的健康、社会的健康の 3 つで構成されます。

　人はそれぞれ理想的な「健幸」像をもっており、それに対し実際の健康満足度を問うと、決して満点には達しません。この不足分（理想と現実のギャップ）を埋めていくのが、身体的健康、精神的健康、社会的健康の 3 つの要素ですが、現状のヘルスケアビジネスは身体的健康へのアプローチに偏っており、ヘルスケアビジネスはまだ開発途上にあるといえます。

　近年、ヘルスケアの分野では、病気（治療対象）ではないものの健康でもない「未病（みびょう）」が注目されています（健康マスター版 P130 参照）。そのため、未病をよく知り、未病者の「本音」まで理解し、未病者の思考と行動に沿ったビジネスが求められています。

　ヘルスケアビジネスは一人勝ちしにくい業

● **ヘルスケアビジネスは競争から共創へ**

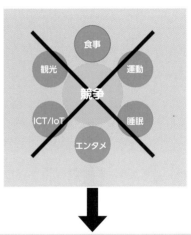

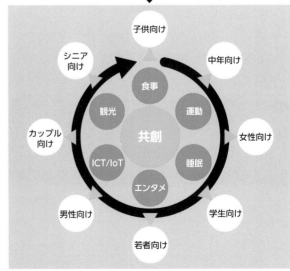

◎西根英一「ヘルスケアビジネスの図本」ヘルスケア・ビジネスナレッジ P41 より

種業態です。たとえば、地域、職域、学域の３分野のヘルスケアには、さまざまな専門職が協働して参画することが求められ、企業だけでなく自治体や大学・研究機関の協力が必要です。

　また、これまでヘルスケアビジネスは、１コンテンツ限りの商品やサービスを開発してきましたが、提供される側からすれば、課題ごとにコンテンツを選択していくのは面倒です。そこで、同業種間の「競争」ではなく、異業種との「共創」によって、共通の課題解決に向けて一緒にヘルスケアビジネスを構築していく仕組みが不可欠となっています。

■ ヘルスケアビジネスの立ち上げ（ビジネスローンチ）

　ビジネスローンチとは、商材を開発する、新事業を立ち上げるといった意味のビジネス用語です。ヘルスケアビジネスのビジネスローンチは、「事業のビジネスアイデア」「事業の構想立案」「事業の構想計画」の３つで成り立っており、そのいずれも下記に示すような３軸の掛け合わせでビジネスローンチすることが成功の秘訣となります。

❶事業のビジネスアイデア

　「事業者が提供できる商材や技術（シーズ）」×「解決したい健康課題（顕在的ニーズ）」×「顧客が満たしたい欲求や求めたい体験（潜在的ニーズ）」を３軸とします。

　健康に対しては利益などの損得勘定は働きにくく、誰のため、何のためという目的化も難しいものです。そのため、「シーズ」と課題解決のための「顕在的ニーズ」だけで生まれたアイデアでは、顧客の満足にはつながりにくくなります。

　ビジネスの「脈」につなげるには、特に、顧客が満たしたい欲求や求めたい体験である「潜在的ニーズ」がカギになります。「おもしろそう（やってみる価値がありそう）」につながる「潜在的ニーズ」を掛け合わせることでアイデアの「熟度」が増します。

　さらに近年では、「シーズ」×「ニーズ（顕在的・潜在的）」×「ナッジ」（P76 参照）という考え方もあります。ニーズ（特に潜在的ニーズ）を分析してナッジを開発することで、健康行動や消費行動を獲得できるビジネスローンチが可能になります。

❷事業の構想立案

　「できること」×「したいこと」×「すべきこと」の３軸で考えます。特に「すべきこと」を加えると事業の「純度」が増し、事業への熱量を感じられるため、理解者や協力者、支援者などの「人脈」にもつながります。

❸事業の構想計画

　「新規性」×「成長性」×「社会性」の３軸で考えます。

　これらが備わっていることで事業の「確度」が高まり、予算獲得や資金調達といった「金脈」につながります。

●ビジネスローンチの要件定義

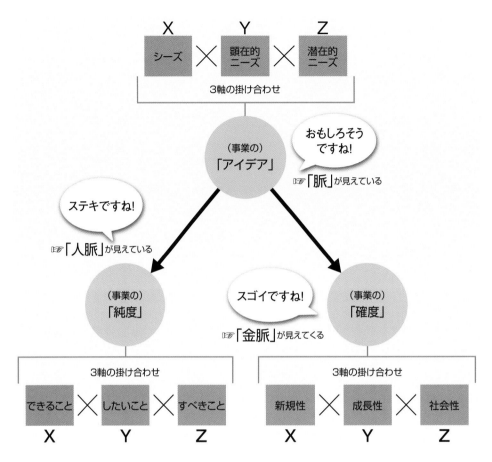

◎『ヘルスケアビジネスの図本』（西根英一／ヘルスケア・ビジネスナレッジ）P63より

ヘルスケアビジネスはヘルスケアの領域×ビジネスの商材で12項目の展開が可能

　主なヘルスケアビジネスには、「医療」「予防・保健」「健康」「美容」の4領域があると考えられます。また、ビジネスの商材としては「商品」「サービス」「施設」の3区分となります。横軸に4領域、縦軸に商材3区分として考えると、これを組み合わせれば最大12項目の事業の展開が可能ということになります。そして、1項目から事業を始め、縦横に事業を拡大していく方法があります。ヘルスケアビジネスは縦方向に特化してビジネス展開すると成功しやすいとされています。

　その一例が（株）タニタです。（株）タニタは「予防・保健」領域で「測定機器」という「商品」を製造・販売するメーカーです。生活者視点に立つ同社は、生活者の「測定する」というシーンに合わせて「生活指導プログラム」という「サービス」を開発し、指導者や生活者に提供しました。その実績が蓄積され、プログラムの再現性が確保されると、栄養指導・食事管理プログラムから標準化したメニューを開発し、それを提供する「タニタ食堂」という「施設」へと発展させました。施設の評判が高まると、「タニタ食堂コラボ商品」という新たな「商品」が生まれました。

●ヘルスケアの4領域

医　療 medical	予防・保健 health	健　康 wellness	美　容 beauty
例） ●生活習慣病 ●がん ●脳神経疾患 ●精神疾患 ●循環器疾患 ●呼吸器疾患 ●消化器疾患 ●泌尿器疾患 ●運動器疾患 ●代謝・免疫疾患 ●女性疾患、男性疾患 ●在宅医療、介護医療 ●メディカルツーリズム（検査・診断＋α）	例） ●運動 ●食事・栄養 ●睡眠・休養・抗疲労 ●禁煙 ●ブレインヘルス ●メンタルヘルス ●パブリックヘルス ●感染予防 ●空気清浄 ●水分補給 ●ヘルスツーリズム（保健指導＋α）	例） ●スポーツ、ジム ●飲食・料理 ●住環境、ロハス ●コミュニティ活動 ●セクシュアルヘルス ●スピリチュアルヘルス ●ワーク・ライフ・バランス ●ジェロントロジー（老いても幸せ） ●ウェルネスツーリズム（健康増進＋α） ●スポーツツーリズム（地域スポーツ＋α）	例） ●フィットネス ●○○セラピー ●スパ、エステ ●ヨガ、ピラティス ●口腔ケア ●スキンケア ●アイケア ●メーク、コスメ ●ボディメーク ●美容整形、審美歯科 ●アンチエイジング

●ビジネスの商材（区分）

商品	●医…医薬品、医療機器 ●衣…ウェア、シューズ ●食…医療食、特定保健用食品（トクホ）、機能性表示食品、栄養機能食品（サプリ）、栄養調整食品、食事代替食品（ミールリプレイスメント）、スポーツサポート食品 ●住…健康住宅、寝具・家具、健康家電、健康機器（測定系、管理系、回復系）、フィットネス機器、美容機器・器具、調理機器・器具
サービス	●医療保健サービス（検査、診断、治療、処方、指導など） ●情報提供サービス（ポータル、番組、チャンネル、コンテンツなど） ●クラウドサービス（プラットフォーム、アプリ、プログラム、カリキュラム、メニュー、センシング、モニタリング、マイニング、カウンセリング、コンサルティングなど） ●訪問サービス、宅配サービス ●販売サービス（カタログ通販、テレビ通販、ネット通販、ダイレクト通販、店舗販売） ●中食サービス（デパ地下系、スーパー系、コンビニ系、弁当店系） ●保険サービス
施設	●医療機関、健診機関 ●薬局薬店・ドラッグストア、スーパー・量販店、コンビニエンスストア ●健康増進施設（スポーツジム、フィットネスクラブ、スタジオ、プールなど） ●リラクゼーション施設（スパ・温浴施設、鍼灸院・整骨院、エステサロン・マッサージサロン、休憩室・仮眠室など） ●スクール・学校、教室 ●宿泊施設 ●飲食施設

●ヘルスケアビジネスの展開図（12項目）

Health-Care Business		ヘルスケアの領域（分野）			
		医療 medical	予防・保健 health	健康 wellness	美容 beauty
ビジネスの商材（区分）	商品				
	サービス				
	施設				

◎西根英一「ヘルスケアビジネスの図本」ヘルスケア・ビジネスナレッジ P35, 37, 39より

・西根英一「ヘルスケアビジネスの図本」ヘルスケア・ビジネスナレッジ

【参考文献】

- 経済産業省「新しい健康社会の実現」
- 経済産業省 商務情報政策局ヘルスケア産業課「企業の『健康経営』ガイドブック〜連携・協働による健康づくりのススメ〜(改訂第1版)」
- 経済産業省ヘルスケア産業課「健康経営の推進について(令和4年6月)」
- 経済産業省「経済産業省におけるヘルスケア産業政策について」
- 経済産業省「健康・医療新産業協議会事務局説明資料(第3回)」
- 経済産業省「新事業創出WG事務局説明資料(第3回)」
- 厚生労働省ホームページ
- 厚生労働省e-健康づくりネット
- 厚生労働省e-ヘルスネット「行動変容ステージモデル」
- 厚生労働省「健康日本21(第三次)推進のための説明資料」
- 厚生労働省「健康日本21(第二次)最終評価報告書」
- 厚生労働省「健康日本21(第二次)最終評価報告書・参考資料1」
- 厚生労働省「厚生科学審議会健康日本21(第三次)推進専門委員会資料2(第1回)」
- 厚生労働省「厚生科学審議会地域保健健康増進栄養部会資料(第51回)」
- 厚生労働省「高齢者の保健事業 基礎資料集」
- 厚生労働省「国民の健康の増進の総合的な推進を図るための基本的な方針の全部を改正する件」
- 厚生労働省「個人の予防・健康づくりに向けたインセンティブを提供する取組に係るガイドライン(概要)」
- 厚生労働省「産業保健のあり方に関する検討会資料(第1回)」
- 厚生労働省「市町村職員を対象とするセミナー資料(第154回)」
- 厚生労働省「社会保障審議会医療保険部会資料(第154回)」
- 厚生労働省「住民組織活動を通じたソーシャル・キャピタル醸成・活用にかかる手引き」
- 厚生労働省「受診率向上施策ハンドブック 明日から使えるナッジ理論」
- 厚生労働省「職場における心とからだの健康づくりのための手引き」
- 厚生労働省「ストレスチェック制度の効果的な実施と活用に向けて」
- 厚生労働省「成育医療等の提供に関する施策の総合的な推進に関する基本的な方針の変更について」
- 厚生労働省「地域共生社会のポータルサイト」
- 厚生労働省「使える!保険加入者の行動変容マニュアル」
- 厚生労働省「データヘルス計画作成の手引き(第3期改訂版)」
- 厚生労働省「テレワークにおけるメンタルヘルス対策のための手引き(2022年3月)」
- 厚生労働省「2040年を展望した社会保障・働き方改革本部資料4(第2回)」
- 厚生労働省「認知症施策推進大綱」
- 厚生労働省「働く女性の母性健康管理のために」
- 厚生労働省「Relax職場における心の健康づくり〜労働者の心の健康の保持増進のための指針〜」(2019年度)
- 厚生労働省「労働安全衛生調査(実態調査)」
- 厚生労働省「労働条件に関する総合情報サイト『確かめよう労働条件』」
- 厚生労働省「我が国の医療保険について」
- 厚生労働省・警察庁「2022年中における自殺の状況」

・厚生労働省・中央労働災害防止協会「はじめませんか THP 働く人の心とからだの健康づくり」
・こども家庭庁ホームページ「こども・子育て政策の強化について」(試案)
・総務省統計局「地方公共団体のためのデータ利活用支援サイトData StaRt」
・農林水産省「第４次食育推進基本計画」啓発リーフレット
・「スマート・ライフ・プロジェクト」ホームページ
・「データヘルス・ポータルサイト」ホームページ

・氷見市ホームページ「未病対策事業」
・盛岡市「地域共生社会の実現に向けた地域福祉の推進」
・東京都後期高齢者医療広域連合ホームページ
・全国保健所長会「保健所の活用の仕方～どんな時に頼れば良いの？～」

・特定非営利活動法人健康経営研究会ホームページ
・日本ヘルスプロモーション学会ホームページ

・HRpro「『ウェルビーイング経営』と『健康経営』の違いとは？ 企業価値向上へのステップを解説」
・奥原剛「実践 行動変容のためのヘルスコミュニケーション」大修館書店
・中山和弘「ヘルスリテラシー 健康を決める力」ホームページ
・西根英一「ヘルスケアビジネスの図本」ヘルスケア・ビジネスナレッジ
・福田洋「健康経営とヘルスリテラシー」
・福田洋「ヘルスリテラシー～健康教育の新しいキーワード」
・村山洋史・江口泰正・福田洋「ナッジ×ヘルスリテラシー ―ヘルスプロモーションの新たな潮流」
　大修館書店
・明治安田総合研究所「「生活福祉研究」健康格差社会への処方箋」

(各五十音順)

公式テキストに留まらない
地域・職域・学域のコミュニティケア・デザイン啓発書

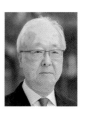

健康マスター検定協会
理事長　大谷　泰夫

　社会全体のウェルビーイング向上を実現するためにも、一人ひとり、そして職域、地域、学域にとってもヘルスリテラシーを高めていくことが必要です。当協会はこうした取組を後押しするため2017年より【健検】日本健康マスター検定を中心に様々な活動を進めてきました。

　本書は、【健検】の公式テキストであり、かつそれに留まらずコミュニティケア・デザイン啓発書として、職域、地域、学域等での健康づくりに関わっておられる多くの皆さま方に読んでいただきたいという思いで制作しました。

　ここに盛り込まれている情報は、国の制度、政策から個人のヘルスケア行動を促す基本的ノウハウまで多岐にわたりながらも、ひとの健康意識や行動を変えていくために学んでいただきたい、最新かつ信頼できる基本的事項が網羅されています。本書が、ご自身が取り組んでいるヘルスケアの道筋を切り開く上で、お役に立てれば幸甚です。

健康マスター検定の普及を通じて
ウェルビーイングな社会実現を

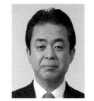

住友生命保険相互会社
取締役 代表執行役社長　高田　幸徳

　日本が世界でも類を見ない超高齢社会を迎える中で、「健康寿命」に注目が集まるなど、健康に対する世の中の関心がますます高まっています。

　こうした状況において、正しい健康知識を学べ、行動変容につながる気づきも与えてくれる「日本健康マスター検定」は、非常に有意義であると考えています。

　当社は、健康増進型保険"住友生命「Vitality」"を軸とした「一人ひとりのよりよく生きる＝ウェルビーイング」への貢献を通じて、「なくてはならない」生命保険会社の実現に向けて取り組んでいます。その担い手となる職員には、本検定により健康リテラシーを高め、お客さまや地域に貢献してほしいと考えており、これまでに1万人を超える合格者を輩出してまいりました。社内の意識が着実に変わってきたことを実感しています。

　本検定の普及を通じて、よりウェルビーイングな社会が実現することを心から願っています。

一般社団法人日本健康生活推進協会（健康マスター検定協会）のご紹介

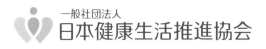 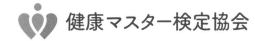

●名称

一般社団法人 日本健康生活推進協会（健康マスター検定協会）

Japan Master of Health Literacy Test Association

●設立

2016年4月

●事業パーパス

"健康長寿社会" "生涯現役社会" の実現に向け、自分のため、仕事のため、地域のために、健康づくりや疾病予防に関する必要な知識、ノウハウを身につける機会を広く提供し、国民全体のヘルスリテラシーを高め、健康リーダーづくり、社会のウェルビーイング向上に貢献する。

●幹部体制(2024年6月現在)

理事長	大谷　泰夫	神奈川県立保健福祉大学 理事長/元・厚生労働審議官
専務理事	中島　順	
理　事	茂松　茂人	日本医師会 副会長
理　事	瀬古口　精良	日本歯科医師会 専務理事
理　事	豊見　敦	日本薬剤師会 常務理事
理　事	松本　珠実	日本看護協会 常任理事
理　事	西根　英一	ヘルスケア・ビジネスナレッジ 代表取締役社長
監　事	中島　孝司	国政情報センター 代表取締役社長
事務局長	林　俊生	

●事業構成

(1) ヘルスリテラシーを評価する検定試験（健検）の実施

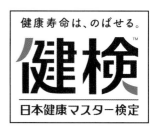

(2) 一定レベルのヘルスリテラシーを有する「健康マスター」等の資格／ライセンス認定、更新

 健康マスター®

 健康マスター® エキスパート

 健康マスター® 普及認定講師

 健康マスター® エキスパート 普及認定講師

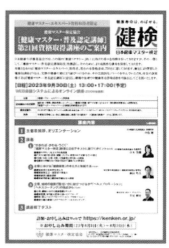

(3) 検定試験に関するテキスト、出版物、関連制作物の制作、販売

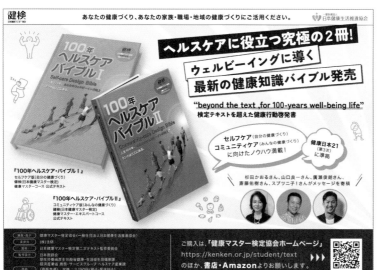

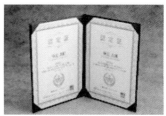

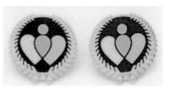

(4)「健康マスター」の活動支援

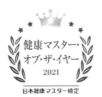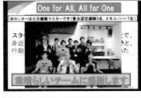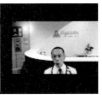

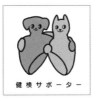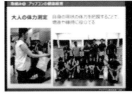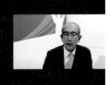

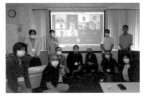

(5) 健康啓発に向けた各種事業、セミナー、イベント等の開催

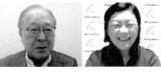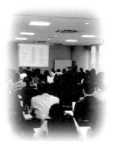

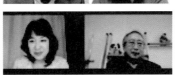

(6) ヘルスリテラシー向上に向けた企業、団体等との連携、協業

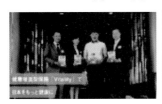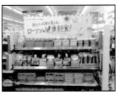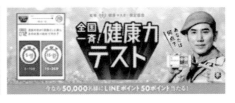

●協会ホームページ　https://kenken.or.jp/

107

【健検】日本健康マスター検定の概要

　今後の人生 100 年時代に向け、職域、地域、学域において必要な健康知識とそれを活かすためのスキルである「ヘルスリテラシー (= 健康リテラシー)」が、ますます重要となっています。〈【健検】日本健康マスター検定〉は、仕事や生活、学業に関わる上記能力の向上に向け、その総合的評価を行う日本で唯一の検定試験です。

　合格すると各試験のコースごとに資格取得ができ、2017 年に第 1 回試験がスタート、多くの方々に受検していただいています。(※第 20 回試験までの、のべ受検者数約 9.7 万人、のべ合格者数約 5.6 万人)

主催	一般社団法人 日本健康生活推進協会(健康マスター検定協会)<2016.4発足> Japan Master of Health Literacy Test Association
監修協力	日本医師会
後援	文部科学省、日本医師会、日本歯科医師会、日本薬剤師会、日本看護協会、日本栄養士会、日本病院会、スマート・ライフ・プロジェクト (厚生労働省)、健康日本21推進全国連絡協議会、健康体力づくり事業団、日本健康運動指導士会、日本ウォーキング協会、スポーツ健康産業団体連合会、日本フィットネス産業協会、日本保育協会、日本音楽健康協会、社会的健康戦略研究所、全国理容生活衛生同業組合連合会、全日本美容業生活衛生同業組合連合会、日本チェーン・ドラッグストア協会、スマートウェルネスコミュニティ(ＳＷＣ)協議会、全国健康増進協議会、神奈川県、静岡県、島根県、広島県、高知県、福岡市、北九州市、直方市
特別パートナー	住友生命保険相互会社
パートナー	株式会社メディパルホールディングス／NECネッツエスアイ株式会社

■**試験概要**（※2023年11月現在。最新情報は、健康マスター検定協会ホームページをご参照ください。）

●**試験仕様**

試験コース名	試験時間	出題回答形式	試験方式	合格の目安	受検料
健康マスターコース	50分	三肢択一	CBT（かんたんパソコン試験）方式	75〜85%	税込6,600円
健康マスター・エキスパートコース	60分	四肢択一		60〜70%	税込9,900円

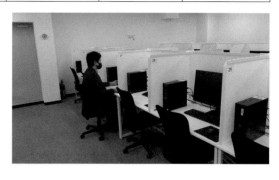

●**試験コースと新テキストの関係性**

試験コース名	取得資格タイトル	使用テキスト	テキスト出題割合	概説	受検対象
健康マスターコース	健康マスター	ケアバイブルⅠ 100年ヘルス	100%	セルフケア（自分）のヘルスリテラシー評価試験。自らの健康づくり、健康寿命を延ばすために必要な生活習慣改善のための正しい健康知識・ノウハウを習得し、自身のセルフケアに必要なヘルスリテラシーを身につける。	セルフケアへの関心、取組ニーズを持つ一般生活者、ビジネスパーソン、アクティブシニア、学生など
健康マスター・エキスパートコース	健康マスター・エキスパート	ケアバイブルⅠ 100年ヘルス	40%	セルフケア及びパーソナルケア（他者の健康づくり）、コミュニティケア（職域、地域等の健康づくり）の対他者、集団を主とするヘルスリテラシー評価試験。「健康マスター」の上級者として必要なセルフケア知識を習得し、社内の部下・管理対象者や顧客、地域の生活者などに対し、健康づくりや生活習慣改善の支援を行うための、正しい体系的な健康知識・ノウハウを習得し、健康推進リーダーやヘルスケア事業推進者として活躍できる一定レベルのヘルスリテラシーを身につける。	高いセルフケアニーズを持ち、さらに職域の健康経営、健康管理・推進者、組合関係者、部下を持つ経営者・管理職、業務で健康に関わる事業、ビジネス関係者や地域のヘルスケア関連活動を担当する事業者、行政関係者など
		ケアバイブルⅡ 100年ヘルス	60%		

●本検定のポイント

①出題テーマ、内容の総合性、最新性

・特定の疾病や健康テーマに絞らず、広範な健康領域を体系的にカバー。
しかも日本医師会や各領域の専門家の監修により、最新の知見に基づいて問題、公式テキストが制作・構成されています。

②健康／ヘルスケアの資格を取得

・本検定試験に合格すると、「健康マスター/健康マスター・エキスパート」の資格、ライセンスを取得できます。これを活かして、職域、地域等でのヘルスケアリーダーとしての活躍の場を拡げ、日常の業務や地域活動をよりレベルアップすることが可能です。
・合格すると、国際規格のデジタル証書＝「オープンバッジ」を取得でき、健検資格に限らず、様々な資格データを記載、活用できます。

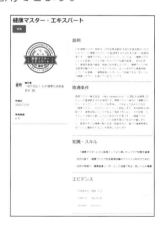
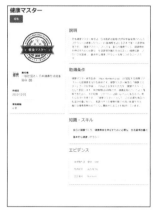

③検定試験及びそのための学習によるヘルスリテラシー向上、健康意識・行動の変容支援

・一連の取組みを通じて、単なる健康知識にとどまらず、生活やビジネスに活かせる実践的ノウハウや健康情報の真偽を見極めるスキルも身につきます。
・また、受検者ご自身の健康意識、行動にも、着実に変化が見られます。

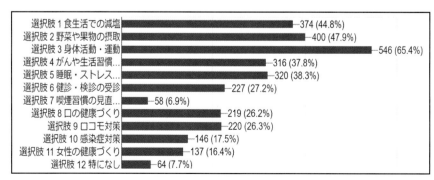

(2022年11月　健康マスター受検者アンケート調査より)

＜本テキスト監修委員＞　敬称略/委員は50音順

◎：委員長　○：次期国民健康づくり運動プラン(令和6年度開始)策定専門委員
※肩書は24年6月現在

◎○黒瀬　巌　日本医師会 常任理事

　　岡 浩一朗　早稲田大学スポーツ科学学術院 教授

　　岡田 邦夫　特定非営利活動法人健康経営研究会 理事長
　　　　　　　健康長寿産業連合会 理事

　　岡部 信彦　川崎市健康安全研究所 所長

　　尾﨑 哲則　日本大学歯学部 客員教授
　　　　　　　(一社)日本歯科医療管理学会 理事長

○近藤 克則　千葉大学予防医学センター 教授
　　　　　　　国立長寿医療研究センター 老年学評価研究部長

　　高尾 美穂　産婦人科専門医　医学博士　イーク表参道 副院長

　　鄭　雄一　東京大学 教授
　　　　　　　神奈川県立保健福祉大学 副学長

　　西根 英一　事業構想大学院大学 特任教授
　　　　　　　ヘルスケア・ビジネスナレッジ 代表取締役

　　林　芙美　女子栄養大学栄養学部食生態学研究室 准教授

　　福田　洋　順天堂大学大学院医学研究科先端予防医学・健康情報学講座 特任教授
　　　　　　　さんぽ会(産業保健研究会)会長

○古井 祐司　東京大学未来ビジョン研究センターデータヘルス研究ユニット 特任教授
　　　　　　　自治医科大学 客員教授

　　村中 峯子　神奈川工科大学健康医療科学部看護学科特命教授

　　山本 晴義　横浜労災病院勤労者メンタルヘルスセンター長

○若尾 文彦　国立がん研究センターがん対策情報センター本部 副本部長

※本書の情報は、基本的に2023年11月現在のものです。
※内容が変更になった場合は、日本健康マスター検定の公式サイトにてお知らせいたしますので、ご参照ください。
日本健康マスター検定公式サイト https://kenken.or.jp/

100年ヘルスケアバイブルⅡ　Community-care Design Bible
日本健康マスター検定 公式テキスト〈健康マスター・エキスパートコース〉

2023年12月8日　第1刷発行
2024年7月19日　第2刷発行

編　　集　日本健康生活推進協会
監　　修　日本健康マスター検定第2次テキスト監修委員会
監修協力　日本医師会
　　　　　厚生労働省健康・生活衛生局健康課
　　　　　経済産業省商務・サービスグループ　ヘルスケア産業課
発 行 者　日本健康生活推進協会
発 行 所　日本健康生活推進協会
　　　　　　〒107-0051
　　　　　　東京都港区元赤坂1-7-18 メットライフ元赤坂イースト2階
　　　　　　Tel 03-5324-2778
発 売 元　株式会社法研
　　　　　　東京都中央区銀座1-10-1（〒104-8104）
印刷・製本　シナジーコミュニケーションズ株式会社